Psychotherapie der ADHS im Erwachsenenalter

Psychotherapie der ADHS im Erwachsenenalter

Ein Arbeitsbuch

von

Bernd Hesslinger, Alexandra Philipsen und Harald Richter

unter Mitarbeit von Dieter Ebert

Hogrefe

Göttingen • Bern • Toronto • Seattle • Oxford • Prag

Dr. med. Bernd Hesslinger, geb. 1962. Studium der Philosophie, Religionswissenschaft und Literaturwissenschaft, Physik und Medizin in Tübingen, Stuttgart und Homburg/Saar. Oberarzt an der Universitätsklinik Freiburg, Abteilung für Psychiatrie und Psychotherapie.

Dr. med. Alexandra Philipsen, geb. 1970. Studium der Altphilologie, der Romanistik und der Medizin in Freiburg. Ärztin an der Universitätsklinik Freiburg, Abteilung für Psychiatrie und Psychotherapie.

Dr. phil. Harald Richter, geb. 1960. Studium der Psychologie in Freiburg. Psychologe an der Universitätsklinik Freiburg, Abteilung für Psychiatrie und Psychotherapie.

Prof. Dr. med. Dieter Ebert, geb. 1960. Studium der Medizin in Erlangen-Nürnberg. Oberarzt an der Universitätsklinik Freiburg, Abteilung für Psychiatrie und Psychotherapie.

Bibliografische Information Der Deutschen Bibliothek
Die Deutsche Bibliothek verzeichnet diese Publikation in der Deutschen Nationalbibliografie; detaillierte bibliografische Daten sind im Internet über <http://dnb.ddb.de> abrufbar.

 F E D C B A
Göttingen • Bern • Toronto • Seattle • Oxford • Prag
Merkelstraße 3, 37085 Göttingen

http://www.hogrefe.de • info@hogrefe.de
Aktuelle Informationen • Weitere Titel zum Thema • Ergänzende Materialien

Satz: Grafik Design Fischer, Weimar
Druck: PBtisk a.s., Příbram
Printed in Czech Republic
Auf säurefreiem Papier gedruckt

ISBN 3-8017-1856-5

Inhaltsverzeichnis

Danksagung

Die Autoren möchten sich bedanken: Zuerst bei den Patienten der Freiburger Ambulanz für ADHS im Erwachsenenalter und bei allen bisherigen Teilnehmern der Psychotherapie. Nur durch ihre Bereitschaft, an Psychotherapieforschung mitzuwirken, und durch ihre hilfreichen Rückmeldungen war das hier Vorgestellte möglich.

Unser Dank gilt dann dem Direktor unserer Abteilung, Prof. Dr. M. Berger, der die Relevanz des Themas „ADHS“ auch für die Erwachsenenpsychiatrie und -psychotherapie frühzeitig erkannt hat.

Frau Prof. Dr. M. M. Linehan hat die DBT entwickelt, und Prof. Dr. M. Bohus, jetzt Direktor der Abteilung für Psychosomatik und Psychotherapie am Zentralinstitut für Seelische Gesundheit in Mannheim, war in Freiburg unser Ausbilder und unser Supervisor in DBT.

Dr. L. Tebartz van Elst gehört zu unserer Arbeitsgruppe und beschäftigt sich vorwiegend mit der Neurobiologie und den bildgebenden Verfahren bei ADHS.

Unsere Kooperationspartner bei der bisherigen multizentrischen Anwendungsbeobachtung (Phase IV) der vorgestellten Therapie sind am ZI Mannheim Frau Dr. B. Alm, Frau Dr. E. Sobanski und Herr Dipl.-Psych. K. Stamm sowie am Universitätsklinikum Berlin Charité Herr Dr. M. Colla und Frau Dipl.-Psych. M. Münzebrock.

Bei Frau Dr. J. Krause in Ottobrunn bedanken wir uns für die kollegiale Zusammenarbeit.

Wir können hier nicht alle anderen Mitarbeiter des ärztlichen und psychologischen Dienstes sowie des Pflegedienstes unserer Ambulanz und unserer Klinik nennen, die uns auf unserem Weg unterstützt haben, wir wollen uns aber bei allen bedanken.

Freiburg, im Dezember 2003

Bernd Hesslinger,
Alexandra Philipsen,
Harald Richter und
Dieter Ebert

Vorwort

Im Jahr 1998 nahm an der Poliklinik der Abteilung für Psychiatrie und Psychotherapie der Freiburger Universitätsklinik eine Ambulanz für Erwachsene mit Aufmerksamkeitsdefizit-Hyperaktivitätsstörung (ADHS) ihre Arbeit auf. Damals war ADHS im Erwachsenenalter im deutschsprachigen Raum bei den meisten Ärzten[1], Psychotherapeuten und Psychologen noch weitgehend unbekannt. Erwachsene mit ADHS waren daher auf der Suche nach Ansprechpartnern. Die Absicherung der Diagnose war für viele das vorrangige Ziel. Wenn eine Behandlung gewünscht wurde und sinnvoll erschien, wollte die Mehrzahl der Erwachsenen mit ADHS in Ergänzung zur medikamentösen Behandlung, oder als Alternative hierzu, eine psychotherapeutische Behandlung, die ihren spezifischen Bedürfnissen entsprach.

Zum damaligen Zeitpunkt war den Autoren kein psychotherapeutisches Verfahren bekannt, das hinsichtlich seiner Wirksamkeit bei ADHS im Erwachsenenalter überprüft worden war. Das Ziel war es daher, ein solches zu entwickeln, hinsichtlich Anwendbarkeit und Wirksamkeit zu überprüfen und kontinuierlich zu optimieren.

Das vorliegende Buch stellt nach einem Überblick über ADHS bei Erwachsenen die Ziele dieser Therapie und die zugehörigen Arbeitsmaterialien vor. Keines der verwendeten Fallbeispiele beschreibt dabei einen konkreten Patienten, sondern vielmehr die Summe der Erfahrungen mit vielen Patienten. Jede mögliche Ähnlichkeit mit realen Personen wäre daher zufällig und unbeabsichtigt.

Auf Grund der inzwischen großen Nachfrage nach störungsspezifischen Materialien erscheint eine Veröffentlichung zum jetzigen Zeitpunkt sinnvoll. Obwohl das Konzept an der Freiburger Universitätsklinik vorwiegend in ambulanten Gruppen eingesetzt und überprüft wird, haben die Autoren und andere Mitarbeiter der Klinik Bausteine auch in der Einzelpsychotherapie und im stationären und teilstationären Rahmen mit Gewinn einsetzen können.

Die Autoren sind weder Anhänger einer schulengeleiteten noch einer manualisierten Psychotherapie. Das Buch ist daher nicht als Manual gedacht, das die Anwender streng abarbeiten sollten. Es sollen vielmehr Bausteine für eine phänomen- und störungsspezifische Psychotherapie vorgeschlagen werden, die den Kompetenzen und lokalen Gegebenheiten der Anbieter, sowie den Bedürfnissen, dem Bildungsstand und den Vorkenntnissen der Teilnehmer individuell angepasst werden können.

Die Behandlungsziele sind klar definiert und hierarchisiert.

Die Autoren haben Ausbildungen in Verhaltenstherapie, in Dialektisch Behavioraler Therapie (DBT) nach M. Linehan und zum Teil in Hypnotherapie. Die bisherigen Ergebnisse aus Freiburg beziehen sich also auf diesen Ausbildungsstand von Therapeuten.

Welche Grundkompetenzen sollten zukünftige Anwender mitbringen? Bisher wurde das Verfahren auch außerhalb von Freiburg nur von Therapeuten überprüft, die über Erfahrungen in DBT verfügen. Die auch für die Behandlung der ADHS hilfreichen Prinzipien der DBT werden daher vorgestellt und es wird auf weiterführende Literatur an entsprechender Stelle hingewiesen.

Psychotherapie sollte allen Beteiligten wann immer möglich auch Spaß machen, um Aufmerksamkeit, Motivation und Durchhaltevermögen aufrecht zu erhalten. Wir wünschen daher allen Beteiligten Freude an und in der Psychotherapie und ein gutes Gelingen.

1 Auf den Zusatz „-innen" verzichten wir auf Grund der besseren Lesbarkeit.

Kapitel 1

Einleitung

Die *A*ufmerksamkeits*d*efizit-*H*yperaktivitäts*s*törung *(ADHS)* bei Kindern, Jugendlichen und auch bei Erwachsenen ist in den letzten Jahren im deutschsprachigen Raum in den Mittelpunkt des wissenschaftlichen und öffentlichen Interesses gerückt. Für Manche nur eine Modeerscheinung, für Andere eine im Erwachsenenalter bisher vernachlässigte psychische Erkrankung mit erheblichen Konsequenzen für den Einzelnen und sein Umfeld.

Im Kindes- und Jugendalter stehen mittlerweile evaluierte Diagnostik- und Therapieverfahren zur Verfügung. Im Erwachsenenalter war ADHS jedoch im deutschsprachigen Raum bis vor wenigen Jahren nahezu unbekannt und die klinische Zuständigkeit war zwischen Kinder- und Jugendlichen- bzw. Erwachsenenpsychiatrie- und psychotherapie fraglich (Krause et al. 1998, Overmeyer & Ebert 1999).

Studien haben inzwischen verdeutlicht, dass sich die ADHS nicht regelhaft mit dem 18. Lebensjahr „auswächst" (Wender 1995, Wilens et al. 2002a, Krause & Krause 2002). Die Häufigkeit von ADHS im Erwachsenenalter wird mit ca. 2 % in der Gesamtbevölkerung angegeben (Krause et al. 1998, Wender 2000, Steinhausen 2003)

Erwachsene mit Aufmerksamkeitsdefiziten und hyperaktiven Verhaltensweisen zeichnen sich einerseits durch Kreativität, Lebendigkeit und Spontaneität aus. Auf der anderen Seite gelten sie als unberechenbar und unzuverlässig und leiden oft selbst unter Stimmungsschwankungen, Impulsivität und ihrer Ablenkbarkeit mit den entsprechenden Auswirkungen auf ihr Selbstbild und ihre sozialen Beziehungen.

Im Bereich der Erwachsenenpsychiatrie und -psychotherapie ist weiterhin die hohe Rate an anderen, zusätzlichen Erkrankungen, die gehäuft in Verbindung mit ADHS beobachtet werden (z. B. Depression, Sucht, Angst und Schlafstörungen) von besonderer klinischer Bedeutung. ADHS kann daher auch als ein „Risikofaktor" für andere psychische Störungen angesehen werden (Ebert et al. 2002, Hesslinger et al. 2003a).

ADHS tritt in manchen Familien gehäuft auf. In Studien zu Ursachen von ADHS wurden zahlreiche neurobiologische Auffälligkeiten und eine sehr hohe genetische Übertragung gefunden (Dougherty et al. 1999, Faraone et al. 2000, Giedd et al. 2001).

Verschiedene Therapiemaßnahmen werden in englischsprachigen Behandlungsleitlinien zwar empfohlen, aber bis jetzt (Stand Dezember 2003) ist in Deutschland weder ein Medikament für Erwachsene mit ADHS zugelassen, mit allen Folgen des so genannten „off-label-use" (Fritze & Schmauß 2002), noch gibt es bislang ein störungsspezifisches, psychotherapeutisches Verfahren, dessen Wirksamkeit in einer großen, kontrollierten, multizentrischen Studie mitgeteilt wurde.

Die Autoren haben ein störungsspezifisches, symptomorientiertes Konzept für Gruppentherapie mit Erwachsenen mit ADHS entwickelt, in der klinischen Anwendung erprobt und in einer ersten Studie überprüft (Hesslinger et al. 2002b, Hesslinger et al. 2003c).

Im vorliegenden Band wird ein strukturiertes Therapieprogramm in 13 Sitzungen beschrieben. Die Ziele dieser Psychotherapie werden definiert und die Wahl des therapeutischen Vorgehens begründet. Die einzelnen Therapieelemente und ihre Anwendung werden einschließlich der zugehörigen Arbeitsblätter vorgestellt und erläutert.

Vorangestellt ist ein Überblick zum bisherigen Kenntnisstand zur ADHS im Erwachsenenalter, die Empfehlungen zur Diagnostik und Behandlung orientieren sich dabei an den im Oktober 2003 in der Zeitschrift *Nervenarzt* publizierten Leitlinien zur ADHS im Erwachsenenalter.

Kapitel 2

ADHS – Ein Überblick

2.1 Geschichte und Begriffe

Was heute meist als „ADHS“ bezeichnet wird, wurde als „abnormal psychical condition“ bereits 1902 von dem englischen Arzt G. F. Still als Verhaltensauffälligkeit bei Kindern wissenschaftlich beschrieben (siehe nachfolgende Tabelle, Übersicht auch in Krause & Krause 2002).

In der Folge war die klinische Bezeichnung dieses Syndroms über Jahrzehnte zunächst *Minimale Cerebrale Dysfunktion (MCD)* bzw. „Psychoorganisches Syndrom (POS)“. Die Vorstellung war dabei, dass mit den damals zur Verfügung stehenden Methoden noch nicht nachweisbare, minimale neurologische Veränderungen ursächlich für die psychischen Auffälligkeiten seien.

Im Jahre 1978 wurde dann im Diagnosesystem der „International Statistical Classification of Diseases (ICD)“ der Weltgesundheitsorganisation (WHO) das *Hyperkinetische Syndrom des Kindesalters* eingeführt. Eine entsprechende Diagnose im Erwachsenenalter war noch nicht vorgesehen. 1980 wurde erstmals im „Diagnostic and Statistical Manual of Mental Disorders (DSM-III)“, dem Klassifikationssystem der Amerikanischen Psychiatrischen Gesellschaft (APA), die Diagnosestellung – unter „ADD Residual Type“ – auch bei Erwachsenen gestattet.

Im *DSM-IV-TR* (siehe Anhang) wurde die *Aufmerksamkeitsdefizit-Hyperaktivitätsstörung (ADHS)* unterteilt in einen vorwiegend hyperaktiv-impulsiven Typus („Zappelphilipp“), einen vorwiegend unaufmerksamen Typus ohne Hyperaktivität („Hans guck in die Luft“) und in einen Mischtypus. Spezifische Diagnosekriterien für Erwachsene fehlen im DSM-IV-TR.

In der *ICD-10 der WHO* wurde 1992 die ADHS als *Hyperkinetische Störung* mit in Bezug auf das Alter und den Entwicklungsstand nachweisbarer Abnormalität von Aufmerksamkeit und Aktivität beschrieben (siehe Anhang). Als weitere diagnostische Untergruppen wurden Hyperkinetische Störungen mit zusätzlicher Störung des Sozialverhaltens, aber auch eine vorwiegende Aufmerksamkeitsstörung ohne Hyperaktivität vorgeschlagen.

In der ICD-10 wird angefügt: „Auch im Erwachsenenalter kann die Diagnose eines hyperkinetischen Syndroms gestellt werden. Die Kriterien sind dieselben …“.

Tabelle 1: Einige Jahreszahlen zur Geschichte der ADHS

1902	Erstbeschreibung im Kindesalter in einem medizinischen Journal (Lancet 1008–1012): Still, G. F.: The Culostian lectures on some abnormal psychical conditions in children.
1937	Erstbeschreibung der Amphetaminbehandlung im Kindesalter durch Bradley
1947	Amphetaminbehandlung im Erwachsenenalter durch Hill
1978	Die Weltgesundheitsorganisation WHO führt im ICD-9 das „Hyperkinetische Syndrom“ des Kindesalter als Diagnose ein
1980	Das nordamerikanische Diagnosesystem DSM-III erlaubt die Diagnosestellung auch im Erwachsenenalter als „ADD Residual Type“
1992	Die WHO erlaubt die Diagnose „Hyperkinetische Störung“ im ICD-10 erstmals auch bei Erwachsenen, allerdings ohne erwachsenenspezifische Diagnosekriterien („Die Kriterien sind dieselben…“)
2003	„ADHS bei Erwachsenen“ ist ein Weiterbildungsschwerpunkt beim Jahreskongress der Deutschen Gesellschaft für Psychiatrie, Psychotherapie und Nervenheilkunde DGPPN

Damit bestand 90 Jahre nach der wissenschaftlichen Erstbeschreibung im Kindesalter auch nach den in Deutschland meist verwendeten Diagnosekriterien der ICD die Möglichkeit, bei Erwachsenen die Diagnose zu stellen.

Auch die ICD-10 stellt wie das DSM-IV-TR aber keine eigenen spezifischen Diagnosekriterien für Erwachsene zur Verfügung und die Kriterien sind nicht ohne weiteres von Kindern auf Erwachsene zu übertragen. Dies ist neben der Problematik der Komorbidität eine mögliche Erklärung für die zu seltene Diagnosestellung bei Erwachsenen.

Im Folgenden wird der Begriff „ADHS" dem Begriff der „Hyperkinetischen Störung" vorgezogen, da im Erwachsenenalter die bei Kindern oft im Vordergrund stehende motorische Überaktivität oft nur eine nachgeordnete Bedeutung hat.

2.2 Häufigkeit und Verlauf

Die ADHS gehört zu den häufigsten Diagnosen in der Kinder- und Jugendpsychiatrie und -psychotherapie. Es wird geschätzt, dass ca. 5 % aller Kinder die diagnostischen Kriterien einer ADHS erfüllen. Ungefähr 2 % aller Erwachsenen haben Symptome im Sinne einer ADHS (Krause et al. 1998, Wender 2000, Ebert 2001, Steinhausen 2003). Da die ADHS des Erwachsenenalters jedoch erst in den letzten Jahren ins Zentrum der klinischen und wissenschaftlichen Aufmerksamkeit rückt, liegen derzeit noch keine exakten epidemiologischen Daten zur Häufigkeit in der erwachsenen Allgemeinbevölkerung vor.

Männer haben häufiger ADHS als Frauen. Während im Kindesalter das Geschlechtsverhältnis auf 3:1 bis 4:1 geschätzt wird, werden im Erwachsenenalter aber nur noch doppelt so viele Männer diagnostiziert.

Nach den Diagnose-Kriterien von DSM-IV-TR und ICD-10 (siehe Anhang) beginnt ADHS definitionsgemäß im frühen Kindesalter. Bei einer kleinen Untergruppe kann der Beginn der klinischen Auffälligkeiten aber auch erst nach der Grundschulzeit festgemacht werden (Hesslinger et al. 2003b). Dann besteht eine hohe Wahrscheinlichkeit, die in den Vordergrund rückenden Symptome einer ADHS mit dem Beginn einer „Pubertätskrise" gleichzusetzen.

Beim Übergang in das Erwachsenenalter bleiben die Symptome unter einem Symptomwandel in jeweils altersspezifischer Ausprägung bestehen. Die Störung kann leicht ausgeprägt sein und erscheint dann eventuell nur als Variante „normaler" Persönlichkeitsmerkmale („sprunghaft, temperamentvoll"), sie kann aber auch den Schweregrad einer Krankheit mit erheblicher Beeinträchtigung der Lebensführung erreichen.

Das Ausmaß der Beeinträchtigung ist geprägt durch den Schweregrad, durch eventuell begleitende psychische Erkrankungen (z. B. Sucht, Depression, siehe 2.4), und die jeweiligen sozialen Bedingungen (z. B. Berufs- und Partnerwahl).

Umgekehrt können hyperaktive Symptome in den Berufen sogar förderlich sein, in denen z. B. Risikobereitschaft und Kreativität wichtiger sind (z. B. in projektbezogenen Tätigkeiten), als mit viel Disziplin Routinetätigkeiten auszuüben.

2.3 Symptome

Im Kindesalter wird die Symptomatik oft durch den Wechsel vom Kindergarten in die Grundschule, mit den neuen Anforderungen an das Konzentrations- und Durchhaltevermögen, auffällig.

Typisch sind folgende Auffälligkeiten in der Grundschulzeit:

- Aufmerksamkeitsdefizite, Konzentrationsstörungen bei fehlender Stimulation und Motivation, Ablenkbarkeit, Verträumtheit, geringes Durchhaltevermögen (z. B. bei Hausaufgaben, Spielen)
- Nervosität, Zappeligkeit
- Wutanfälle (z. B. Streit mit anderen), Gefühlsausbrüche, starke Stimmungsschwankungen
- Impulsivität, Handeln ohne nachzudenken, Verlust der Selbstkontrolle, Neigung zu unvernünftigen Handlungen (z. B. Unfälle, riskante Spiele, Schlägereien)
- Einerseits oft ungehorsames, rebellisches, aufsässiges Verhalten; andererseits oft ängstlich, besorgt, depressiv und unglücklich mit geringem Selbstwertgefühl und Schuldgefühlen
- Probleme mit anderen Kindern, keine beständigen Freundschaften, Probleme mit Autoritäten, wechselhafte Schulleistungen, stark abhängig von motivationalen Einflüssen, „hinter den Möglichkeiten zurückbleibend", häufig Probleme mit Mathematik und/oder Rechtschreibung

Im Erwachsenenalter werden spezifische ADHS-Symptome selten spontan berichtet, da sie als „Persönlichkeitseigenschaften" ja „eigentlich schon immer" vorhanden waren.

Im Vordergrund stehen meist Komplikationen oder komorbide Störungen (siehe Kapitel 2.4).

Erst die weitere Untersuchung ergibt:

- **Aufmerksamkeitsdefizite, Konzentrationsstörungen und Desorganisiertheit**

Menschen mit ADHS erleben sich als unaufmerksam und vergesslich, sie wirken oft geistesabwesend („mit ihren Gedanken woanders") oder verträumt. Sie haben Schwierigkeiten, Gesprächen zu folgen und wechseln häufig das Thema. Sie haben immer wieder neue Einfälle, sind ablenkbar und können den Eindruck eines „chaotischen" Gesprächsstils erwecken.

Desorganisiertheit kann sowohl Folge kognitiver Beeinträchtigung als auch von Impulsivität sein. Es fällt schwer, Arbeiten und Tätigkeiten, die eine lange Aufmerksamkeitsspanne erfordern (z. B. Vorlesungen, Seminare, Sitzungen), bei unzureichender Stimulation und Motivation durchzuhalten. Gegenstände werden häufig verloren (z. B. Geldbeutel oder Schlüssel) und Termine vergessen. Arbeiten zu organisieren, zu planen und selbstständig Aktivitäten in Angriff zu nehmen ist in der Regel mit großen Schwierigkeiten verbunden. Begonnene Aktivitäten werden oft nicht beendet und durch neu begonnene Unternehmungen unterbrochen. Das selbstständige Einteilen von Zeit und das Einfügen in hierarchische Strukturen ist schwierig. Dies führt zu den entsprechenden Folgen im privaten und beruflichen Bereich: z. B. zu häufigen Arbeitsplatzwechseln bzw. -verlusten oder zu Beziehungsabbrüchen.

Bei Interesse sind viele Menschen mit ADHS andererseits in der Lage, sich extrem gut und dauerhaft zu konzentrieren (zu „hyperfokussieren"). Manche erreichen dieses Erleben, das oft als „innere Ruhe und Klarheit" beschrieben wird, jedoch nur während oder nach starker Stimulation (durch Extremsport, Sex, überhaupt „Neues", Drogen).

- **Impulsivität**

Menschen mit ADHS handeln oft spontan (z. B. im Straßenverkehr oder beim Sport) und entscheiden „aus dem Bauch heraus" (z. B. Partnerwechsel, Arbeitsplatzwechsel). Hinterher schätzen sie dieses Verhalten oft selbst als „unüberlegt" ein. Manchmal wird diese Impulsivität vor allem unter Alkoholeinfluss oder bei Reaktionen auf Kritik deutlich.

- **Emotionale Instabilität**

Menschen mit ADHS berichten von häufigen und raschen Stimmungsschwankungen. Diese Stimmungsschwankungen reichen von Wut und Aggressivität über Deprimiertheit zu Euphorie, oft vor dem Hintergrund allgemeiner Unzufriedenheit, Langeweile und Suche nach Stimulation.

Oft können kleine Anlässe zu solchen Stimmungswechseln führen, und die affektiven Reaktionen sind durch die beschriebene Impulsivität kompliziert.

Mit zunehmendem Lebensalter werden, je nach Balance von Erfolg und Misserfolg, depressive Symptome, teilweise auch als Leeregefühl und affektive Verarmung, aber auch Angstsymptome (oft als soziale Phobie) berichtet.

- **Hyperaktivität**

Die sichtbare motorische Unruhe des Kindesalters (beim hyperaktiv-impulsiven Subtyp, siehe unten) nimmt im Erwachsenenalter oft ab oder verschwindet (Biederman et al. 2000). Bei einigen bleibt diese motorische Unruhe jedoch bestehen (z. B. Wippen mit den Füßen, Fingertrommeln oder Rutschen auf dem Stuhl).

Häufiger berichten Erwachsene mit ADHS von „innerer Unruhe", sie fühlen sich chronisch angespannt, das „Gedankenkarussell" kreist unaufhörlich. Autogenes Training, progressive Muskelentspannung oder ähnliche Übungen werden als „Horror" erlebt. Viele „brauchen" stattdessen regelmäßig motorische Bewegung (z. B. Laufen, Radfahren), um überhaupt im Alltag „funktionieren" zu können und erleben Aktivitäten als „entspannend", die andere Menschen als Extrembelastung empfinden würden.

2.4 Komplikationen und Komorbidität („was noch?")

Menschen mit ADHS haben selten „nur" ADHS. Die Mehrzahl leidet unter „komorbiden" (zusätzlichen, gleichzeitig bestehenden) Erkrankungen.

Die häufigsten sind:

Missbrauch und Abhängigkeit von Alkohol, Tabak und anderen Drogen (ca. 15–50 %) und nicht stoffgebundene Süchte (z. B. Sex, Spielen, Internet).

Weitere häufige Begleiterkrankungen sind Angst und affektive Störungen, insbesondere Depressionen; letztere besonders häufig mit kurzen, regelmäßig wiederkehrenden Episoden („brief recurrent depression"), sowie Zwangssymptome, wie z. B. Kontrollzwänge.

Das Risiko, mit dem Gesetz in Konflikt zu geraten, ist deutlich erhöht. In Studien wurde nachgewiesen, dass 20–30 % aller Strafgefangenen unter ADHS leiden.

Untersuchungen zu den so genannten „Persönlichkeitsstörungen" ergaben, dass z. B. Menschen mit Borderline-Persönlichkeitsstörungen oder dissozialen Persönlichkeitsstörungen gehäuft auch die Kriterien einer ADHS erfüllten.

Weiterhin ist bei Menschen mit ADHS die Rate der ungeplanten Schwangerschaften (schon vor dem 20. Lebensjahr) sowie der Arbeitslosigkeit und der Scheidungen deutlich erhöht (Biederman et al. 1991, Jensen et al. 1993, Hallowell & Ratey 1999, Brown 2000, Faraone et al. 2000, Ebert & Hesslinger 2000, Ebert et al. 2002, Fossati et al. 2002, Krause & Krause 2002, Hesslinger et al. 2003a).

Die bisherigen Beschreibungen der Symptome und Komorbiditäten konzentrieren sich auf die Schwierigkeiten und Defizite, die mit ADHS verbunden sein können. Es darf dabei aber nicht übersehen werden, dass ADHS auf der anderen Seite mit zahlreichen Ressourcen einhergehen kann.

Anders formuliert: Menschen mit ADHS können auch viele Eigenschaften und Talente haben (z. B. Neugier, Kreativität, Fantasie), die sie gegenüber Menschen ohne ADHS auszeichnen und die ihnen auch viele Vorteile bringen können.

Besonders Thom Hartmann betont diese ressourcen-orientierte Sichtweise der ADHS (Hartmann 1997), die auch für die therapeutische Arbeit sehr hilfreich sein kann.

Die folgende Tabelle fasst die typischen Charakteristika und Ressourcen zusammen.

Tabelle 2: Charakteristika und häufige Ressourcen bei ADHS im Erwachsenalter (modifiziert nach Hesslinger et al. 2003c)

Charakteristika	**Häufige Ressourcen**

– Aufmerksamkeitsdefizite (oft nur bei nicht ausreichender Stimulation und Motivation)
– Motorische Hyperaktivität (oft abnehmend mit der Zeit)
– Chronische innere Unruhe („1 000 Sachen im Kopf")
– Vergesslichkeit
– Desorganisiertheit („chaotische Lebensführung")
– Impulsivität
– Ausgeprägte Stimmungsschwankungen
– Nicht Erreichen der Möglichkeiten (bzgl. Begabung)
– Konflikte, wenn Routine und Disziplin nötig
– Konflikte, wenn Einfügen in Hierarchie nötig
– Beziehungsabbrüche, erhöhte Scheidungsrate
– Abbrüche in Ausbildung und Beruf, Arbeitslosigkeit
– Komorbidität ausgesprochen hoch mit:
  – Sucht (Stoffgebunden/nicht stoffgebunden, z. B. Sex, Sport)
  – Affektiven Störungen (Depression, bipolare Störung)
  – Angststörungen (z. B. soziale Phobie)
  – Persönlichkeitsstörungen (z. B. Dissozial, Borderline)
	– Neugier
	– Risikobereitschaft
	– Energie
	– Kreativität
	– Fantasie
	– Rasche Auffassungsgabe
	– Flexibilität
	– Häufig Fähigkeit, andere zu strukturieren

2.5 Leitlinien-orientierte Diagnostik

Die Diagnose einer ADHS ist auch im Erwachsenenalter eine *klinische Diagnose* (siehe Leitlinien zur ADHS im Erwachsenenalter, Ebert et al. 2003).

Es gibt bis heute keinen „Bluttest“, keine bildgebende Untersuchung und keine testpsychologische Untersuchung, die die Diagnose beweisen (wie bei anderen psychischen Störungen).

Grundlage der Diagnose ist stattdessen das diagnostische Gespräch im Sinne einer kompletten psychiatrischen Untersuchung mit aktuellem psychopathologischem Befund, Erhebung der Vorgeschichte und des Verlaufes sowie dem Ausschluss aller anderen psychischen Störungen, die die Beschwerden erklären könnten. Falls möglich sollten Partner zur aktuellen und Eltern zur früheren Symptomatik befragt werden. *Störungsspezifische Fragebögen* (siehe 2.6) können ergänzend zum Gespräch eingesetzt werden, sowohl zur strukturierten Erhebung der Symptomerfassung als auch zur Dokumentation. *Testpsychologische Untersuchungen* (siehe 2.6) können die diagnostische Sicherheit zwar erhöhen, sie sind aber einerseits hinsichtlich der zugrunde liegenden Ursache von Auffälligkeiten unspezifisch, andererseits zeichnen sich besonders hochbegabte Menschen mit ADHS nicht selten durch hervorragende Leistungen in der testpsychologischen Untersuchung aus.

Die deutschsprachigen Leitlinien bevorzugen keines der international gebräuchlichen Diagnosesysteme. Es wird aber gefordert, dass bei der Diagnosestellung genannt wird, nach welchem System die Diagnose gestellt wurde. Die Auswahl des Klassifikationssystems richtet sich nach den Zielen des Anwenders. Für wissenschaftliche Untersuchungen werden eher die Kriterien nach DSM und ergänzend oft die Wender-Kriterien verwendet. Im klinischen Alltag in Deutschland sind die Kriterien nach ICD im Gebrauch.

Weder die ICD-10 der WHO (1992) noch das DSM-IV-TR der APA (2004) führen spezifische Kriterien für ADHS im Erwachsenenalter auf. Speziell für das Erwachsenenalter wurden die Wender-Kriterien der ADHS entwickelt (Wender 2000).

Hier sollen nun die Diagnosesysteme in Bezug auf ADHS nur zusammengefasst vorgestellt werden (ausführliche Versionen von ICD-10, DSM-IV-TR und die Wender-Kriterien sind im Anhang aufgeführt).

ICD und DSM fordern, dass zumindest einige Symptome vor dem 7. Lebensjahr beginnen (zum „age-of-onset“-Kriterium siehe auch Hesslinger et al. 2003b). Es wird zur Diagnosestellung neben den unten aufgeführten Einzelsymptomen weiterhin gefordert, dass die Symptome mindestens in zwei verschiedenen Lebensbereichen (z. B. am Arbeitsplatz und zu Hause in der Familie) Beeinträchtigungen zur Folge haben, die klinisch bedeutsam sind, und die durch keine andere psychische Störung besser erklärt werden können.

Untersuchungen mit bildgebenden Verfahren (Kernspin-Spektroskopie) konnten unterschiedliche neurobiologische Befunde bei den Subtypen nach DSM finden (Hesslinger et al. 2001). Es kann daher die Frage gestellt werden, ob es sich um unterschiedliche Störungen handelt, für die auch unterschiedliche Behandlungsstrategien benötigt werden. Hyperaktiv-impulsive Menschen neigen eher zu aggressiven Verhaltensweisen mit

ICD-10

Die Kriterien der ICD-10 (WHO 1992) unterscheiden die Hyperkinetischen Störungen in folgende Subtypen:

- Einfache Aktivitäts- und Aufmerksamkeitsstörung (F90.0)
- Hyperkinetischen Störung des Sozialverhaltens (F90.1)
- Zwei Restkategorien (sonstige, bzw. nicht näher bezeichnete hyperkinetische Störung F90.8 bzw. F90.9).
- Eine Aufmerksamkeitsdefizitstörung ohne Hyperaktivität kann unter F98.8 diagnostiziert werden.

DSM-IV-TR
– *vorwiegend hyperaktiv-impulsiver Subtyp* (mindestens 6 der folgenden 9 Kriterien)
1. Zappeligkeit 2. Häufiges Aufstehen 3. Herumlaufen, Unruhegefühl 4. Schwierigkeiten sich ruhig zu beschäftigen 5. Immer „auf Achse" oder „getrieben" 6. Häufig übermäßig viel reden 7. Häufig mit Antworten herausplatzen 8. Nicht warten können 9. Häufig andere unterbrechen
– *vorwiegend unaufmerksamer Subtyp* (mindestens 6 der folgenden 9 Kriterien)
1. Nichtbeachten von Einzelheiten, Flüchtigkeitsfehler 2. Schwierigkeiten längere Zeit die Aufmerksamkeit aufrechtzuerhalten 3. Scheint häufig nicht zuzuhören 4. Schwierigkeiten beim Durchhaltevermögen 5. Desorganisiertheit 6. Vermeidet länger dauernde geistige Anstrengungen 7. Häufiges Verlieren von Gegenständen 8. Ablenkbarkeit 9. Vergesslichkeit
– *kombinierter Subtyp* (die diagnostische Kriterien beider Subtypen sind erfüllt)

Wender-Utah-Kriterien
1. Aufmerksamkeitsstörung 2. Motorische Hyperaktivität (inklusive „Gefühl innerer Unruhe") 3. Affektlabilität 4. Desorganisiertes Verhalten 5. Verminderte Affektkontrolle 6. Impulsivität 7. Emotionale Überreagibilität

daraus resultierenden sozialen Problemen. Rein aufmerksamkeitsgestörte Menschen mit ADS („ohne H") neigen eher zu Angststörungen und sozialem Rückzug im Sinne z. B. einer sozialen Phobie.

Nach den Wender-Utah-Kriterien müssen für die sichere Diagnose einer ADHS Symptome der Aufmerksamkeitsstörung und der Hyperaktivität (Kriterium 1 und 2) zusammen mit mindestens zwei weiteren Symptomen aus den Bereichen Affektlabilität, desorganisiertes Verhalten, mangelnde Affektkontrolle, Impulsivität und emotionale Übererregbarkeit vorliegen (Kriterien 3 bis 7). Nach den Wender-Utah-Kriterien hat die ADHS auch erhebliche Anteile einer affektiven Störung (Kriterien 3, 5 und 7).

2.6 Ergänzende Untersuchungen

Die *Diagnose ADHS wird gestellt, wenn die klinischen Diagnosekriterien erfüllt sind.*

In zahlreichen wissenschaftlichen Studien wurde geprüft, ob ergänzende Untersuchungen die Diagnose erhärten könnten. Dabei wurden zwar statistische Auffälligkeiten im Vergleich zu Kontrollpersonen in verschiedenen Bereichen gefunden (z. B. testpsychologisch oder in bildgebenden Untersuchungen), im Einzelfall können die Ergebnisse der Untersuchungen aber auch bei der klinisch sicheren Diagnosestellung einer ADHS im Normbereich liegen.

– *Testpsychologische Untersuchungen*

Die deutschsprachigen Leitlinien der ADHS im Erwachsenenalter führen aus, dass eine testpsychologische Untersuchung gegebenenfalls zur Sicherung der Diagnose beitragen kann, dass aber eine *individuelle Diagnose auf Grund der Ergebnisse testpsychologischer Untersuchungen nicht möglich* ist.

Testpsychologische Befunde deuten im statistischen Gruppenvergleich zwar häufig auf ein reduziertes Durchhaltevermögen und auf eine verkürzte Aufmerksamkeitsspanne hin. Besonders hochbegabte Menschen mit ADHS können jedoch in testpsychologischen Untersuchungen ausgezeichnete Ergebnisse erzielen, was die Diagnose ADHS keinesfalls ausschließt (zum Begriff „Hyperfokussieren“ siehe oben), wenn die Diagnosekriterien erfüllt sind und klinisch deutliche und relevante Funktionseinschränkungen in verschiedenen Lebensbereichen vorliegen.

Im Gegensatz zur Diagnostik im Kindes- und Jugendalter haben Erwachsenenpsychiater und -psychotherapeuten den Vorteil, dass sie aus dem Verlauf der Schulausbildung und aus dem erreichten Schulabschluss schon Rückschlüsse auf Ressourcen und das Leistungsvermögen zumindest im strukturierten Rahmen der Schule schließen können.

In den Leitlinien werden gegebenenfalls folgende Untersuchungen vorgeschlagen (Ebert et al. 2003, Übersicht zur Aufmerksamkeitsdiagnostik in Heubrock & Petermann 2001):
- IQ-Messung (z. B. HAWIE-R); sinnvoll bei Hinweisen auf Begabungsminderung
- Neuropsychologische Tests zu Aufmerksamkeit und Exekutivfunktionen (z. B. Testbatterie zur Aufmerksamkeitsprüfung (TAP), Wisconsin Card Sorting Test, Category Test, Continuous Performance Task)
- Im Einzelfall bei Bedarf Tests für spezielle Begabungen und Teilleistungsstörungen

Zur Überprüfung der Therapieeffekte können bei Bedarf einzelne testpsychologische Untersuchungen im Verlauf wiederholt werden.

– *Spezifische Fragebögen*

Spezifische Selbstbeurteilungsfragebögen können zur standardisierten und strukturierten Erhebung und Erfassung der Symptome eingesetzt werden, die deutschsprachigen Leitlinien empfehlen folgende Fragebögen:

- Rückblickende Beurteilung der ADHS-Symptome in der Kindheit:
  Ein nützlicher und gut geprüfter Fragebogen zum Einsatz bei Erwachsenen, der überprüft, ob im Kindesalter eine ADHS vorlag, ist die Wender-Utah-Rating-Scale (WURS; Ward et al. 1993, deutsche Kurzversionen in Krause et al. 1998 und Retz-Junginger et al. 2002).
- Beurteilung der aktuellen ADHS-Symptome („wie ist es jetzt?“):
  Zur Verfügung stehen z. B. die modifizierte Symptomcheckliste nach DSM-IV, die Conners-Skala und/oder die Brown-Skala.

– *Somatische Ausschluss-Diagnostik*

Verschiedene neurologische und internistische Erkrankungen (siehe 2.8) aber auch z. B. die Einnahme von Drogen (Drogen-Screening bei Bedarf) können Symptome verursachen, die auch bei einer ADHS möglich sind.

Es muss daher eine internistische und neurologische Untersuchung zur Ausschlussdiagnostik durchgeführt werden. Die Leitlinien empfehlen zusätzlich eine Untersuchung der Schilddrüsenwerte und die Durchführung eines EEGs.

Bei Hinweisen auf somatische Erkrankungen schließen sich weiterführende Zusatzuntersuchungen (z. B. bildgebende Verfahren wie eine Kernspintomografie des Kopfes) an.

2.7 Ursachen der ADHS (D. Ebert)

2.7.1 Grundannahmen:

Wann hat eine psychische Störung neurobiologische Ursachen?

Das Thema „neurobiologische Ursachen der ADHS“ wirkt auf den ersten Blick eindeutig beantwortbar: Grundlage sind die Naturwissenschaften, also Empirie und exakte Wissenschaft.

Leider gehört auf den zweiten Blick auch die Neurobiologie zu den Interpretationswissenschaften (wie z. B. die Literaturwissenschaft), denn wenn die Rede von der Neurobiologie ist, dann fast immer direkt oder indirekt auch von dem Gehirn, seiner Funktionsweise und seinen Verknüpfungen mit Psyche, Geist, Person, und schon finden wir uns in der jahrtausendealten Diskussion des Leib-Seele-Problems wieder (oder – wie es heute im philosophischen Diskurs heißt – des Hirn-Geist-Problems): Wie hängen Gehirn und Geist/Psyche zusammen?

Ein paar philosophische Grundannahmen müssen deswegen auch in der Psychotherapie präsent sein, um naturwissenschaftliche Ausführungen glauben und in einem Krankheitsmodell vertreten zu können.

Sicherheitshalber sei darauf hingewiesen: Jede andere Grundüberzeugung zum Hirn-Geist-Problem als die hier vorgeschlagene führt auch zu anderen Interpretationen und konsequent anderen Ergebnissen.

Grundannahme 1: Immer wenn im Geist, in der Seele oder (in psychologischer Terminologie vielleicht besser) in Psyche und Verhalten etwas „passiert“, dann „geschieht“ auch etwas im Gehirn, was prinzipiell mit naturwissenschaftlichen Methoden dort messbar ist (wenn es auch zur Zeit so gut wie nie gelingt).

Dies ist die billigste Variante einer Lösung des Hirn-Geist-Problems, d. h. sie kostet wenig und ist hoch rentabel (da keine etablierten Wissenschaften vom Menschen als unwissenschaftlich geopfert werden müssen und alle gültigen Erklärungsmodelle für menschlichen Verhalten weiterhin gültig bleiben und nicht an Wert verlieren). Es ist keine idealistische Position, d. h. es gibt keine immaterielle Welt der Psyche oder des Geistes, die das Gehirn beeinflusst und eigenständig ist. Es ist aber auch keine materialistische Position oder eine Position der Identitätstheorie, wonach es überhaupt keine geistigen oder psychischen Phänomene gibt und alle nur als Gehirnfunktionen erklärbar sind.

Psyche und Geist existieren, sie beziehen sich auf Phänomene, die auch außerhalb des Gehirns existieren (auch wenn sie dort vielleicht repräsentiert sein mögen). Es gibt beides, die gegenseitige Rückführung aufeinander ist irrelevant.

Die Grundannahme ist nicht einmal eine schwache Variante des Parallelismus. Es ist unwichtig für die Erklärung von Verhalten, ob Gehirn und Geist parallel funktionieren, oder wie Hardware und Software beim Computer zusammenhängen. Die einzige Grundannahme ist, und dies ist nicht sehr philosophisch, dass wir ein Gehirn brauchen und Funktionsabläufe im Gehirn, um psychisch oder geistreich zu sein.

Grundannahme 2: Bei einer Durchschnittsperson sind die Strukturen und Funktionen des Gehirns und die Strukturen und Funktionen des Geistes oder der Psyche beliebig verknüpfbar, das heißt für den Durchschnittsmenschen sind alle durchschnittlichen psychischen und geistigen Funktionen beliebig möglich, weil das Gehirn seinerseits die dazu erforderlichen Gehirnfunktionen beliebig bereitstellt.

Eine Störung hat dann neurobiologische Ursachen bzw. Ursachen im Organ Gehirn, wenn diese beliebige Verknüpfung nicht mehr realisiert werden kann. Geistige und psychische Funktionen können sich nicht mehr realisieren, wenn das Gehirn nicht mehr die entsprechenden Funktionen und Verknüpfungen beliebig bereitstellen kann.

Aus den Grundannahmen ergibt sich jetzt die Kurzdefinition einer (auch) neurobiologisch begründbaren psychischen Störung:

Eine neurobiologisch verursachte Störung ist durch den Verlust von Beliebigkeit bezüglich der Verknüpfung von Gehirn und Geist/Psyche charakterisiert.

2.7.2 Die Einbußen der Beliebigkeit bei der ADHS

Nach den Grundannahmen stellt sich jetzt natürlich die Frage, wo bei der ADHS Einbußen der Beliebigkeit liegen können, die sie zu einer neurobiologisch verursachten Erkrankung machen.

Anders gefragt: Wo verhindert das Gehirn die beliebige Entfaltung von den durchschnittlich vorgegebenen geistigen oder psychischen Möglichkeiten?

2.7.2.1 Die Neurochemie

Das Gehirn als Organ ähnelt einer elektrochemischen Fabrik, d. h. es produziert (und funktioniert durch) elektrische und (bio-)chemische Phänomene.

Die Signalweiterleitung und -speicherung (und damit die Funktionsfähigkeit) sind biochemisch von einer zunehmend unüberschaubaren Zahl von so genannten Neurotransmittern und anderen chemischen Botenstoffen abhängig.

Bei einer solchen Konstellation könnte eine neurobiologisch verursachte Störung z. B. dadurch charakterisiert sein, dass die Kapazitäten dieser „Fabrik“ nicht beliebig gesteigert werden können, um den psychischen Anforderungen zu genügen.

Bei der ADHS gibt es sogar Kandidaten unter den Transmittern, die die Kapazitäten begrenzen könnten, da viele Experimente (beim Tier) und „Quasi-Experimente“ (beim Menschen) gezeigt haben, dass besonders die psychischen Vorgänge, die bei der ADHS verändert sind, durch die Manipulation der Neurotransmitter *Dopamin* und *Noradrenalin* verändert werden können, also z. B. Aufmerksamkeit bzw. Konzentration, Ausdauer, Motivation, Motorik, Impulsivität, Emotionalität, Suchtverhalten.

Patienten mit einer ADHS hätten also dann eine neurobiologisch verursachte Störung, weil sie nicht beliebig nach obiger Definition ihre psychischen Funktionen mit den Funktionen von Dopamin und Noradrenalin verknüpfen können.

Neben diesen theoretischen (zugegebenerweise sehr starken) Hinweisen gibt es aber nur einen wirklich starken empirischen Beleg dieser Hypothese:

(Fast) alle Medikamente, die das Dopamin- und Noradrenalinsystem beeinflussen (im Sinne eines Mehr oder Weniger an Funktion), wirken auch auf die ADHS Symptomatik (gleichsinnig als Mehr oder Weniger an Symptomen), und alle Substanzen, die vermehrt Dopamin und/oder Nordrenalin für die Signalübertragung im Gehirn zur Verfügung stellen, d. h. eine erhöhte Konzentration in den Synapsen erzeugen, wirken positiv auf die ADHS-Symptome. Dies sind v. a. die Stimulantien Methylphenidat und Amphetamin, weniger ausgeprägt alle Antidepressiva, die die Dopamin-/Noradrenalinwiederaufnahme hemmen (z. B. Buprobion, Reboxetin, Atomoxetin, Desipramin).

Dies spricht (zumindest im Umkehrschluss) dafür, dass Dopamin und Noradrenalin, die auch in ihrem Stoffwechsel eng verbunden sind, im Hirn nicht so zur Verfügung stehen oder verarbeitet werden, dass die durchschnittlich erwarteten psychischen Funktionen dort realisiert werden können.

Mehr lässt sich daraus aber nicht ableiten, denn wo dieses Defizit genau liegt, bleibt im Dunkeln. Zwar haben alle wirksamen Medikamente gemeinsam, dass sie entweder vermehrt Dopamin oder Nordrenalin freisetzen oder die Inaktivierung hemmen, trotzdem könnte das Problem im Gehirn irgendwo ganz anders liegen.

Es könnte z. B. ein anderer Stoff fehlen, der auch an allen genannten Funktionen beteiligt ist und dessen Mangel durch ein Überangebot an Dopamin (dessen Stoffwechsel gar nicht beeinträchtigt sein muss) ausgeglichen werden kann.

Eine genaue Darstellung neurochemischer Prozesse beim Menschen, die die Fragen nach der neurochemischen Lokalisation eines Mangels beantworten könnte, ist derzeit nicht möglich.

Zumindest konnten aber einige naturwissenschaftliche Untersuchungen Unterschiede zwischen Menschen mit ADHS und Kontrollpersonen im Dopamin-System bestätigen: Mit der Single-Photonen-Emissions-Computertomografie (SPECT-Methode) replizierten einige Autoren, dass bei Menschen mit ADHS die präsynaptischen Wiederaufnahmekanäle (Dopamintransporter) in den Basalganglien, die Dopamin inaktivieren, vermehrt von Liganden besetzt werden, und mit der Positronen-Emissions-Tomografie (PET-Methode) wurde gezeigt, dass bei Menschen mit ADHS Dopa, der Vorläufer von Dopamin und Nordrenalin, vermindert im Frontalhirn aufgenommen wird (Giedd et al. 2001).

Leider sind auch bei diesen Befunden viele Interpretationen möglich, die von verminderten zu erhöhten synaptischen Dopamin- und Nordrenalinkonzentrationen oder von ursprünglich unveränderten zu primär vermehrten Dopamintransportern reichen.

Ableiten lässt sich aus den Befunden zur Neurochemie damit nur, dass alle Interventionen im Dopamin- und Nordrenalinsystem auch auf eine ADHS-Symptomatik wirken, und dass mit den zur Verfügung stehenden bildgebenden Verfahren Unterschiede im Dopaminsystem zwischen

Patientengruppen und Kontrollen gefunden wurden. Dies ist je nach Sichtweise nicht viel oder nicht wenig.

2.7.2.2 Die Neuroanatomie

Wenn sich Psyche und Geist des Durchschnittsmenschen beliebig im Gehirn entfalten sollen, und wenn ein Gehirn dazu bestimmte Mindestanforderungen bezüglich Größe und Struktur erfüllen muss (zumindest legt das der „gesunde Menschenverstand" nahe, bewiesen ist es nicht), dann erscheinen intuitiv eine veränderte Hirnstruktur oder zu kleine oder zu große Hirnareale weitere Hauptkandidaten dafür, eine neurobiologisch verursachte psychische Störung zu definieren. Es lag also nahe, die Hirnareale zu untersuchen, die mit psychischen Funktionen verknüpft sind, die bei der ADHS verändert sind.

Mit den strukturbildgebenden Verfahren der Computertomografie (CT) und der Magnetresonanztomografie (MRT) gelang es tatsächlich, teilweise bei Kindern mit ADHS, teilweise bei Erwachsenen mit ADHS, im Mittel verminderte Volumina in einigen relevanten Hirnregionen festzustellen:

a) Die Basalganglien spielen eine wesentliche Rolle bei der Kontrolle von Verhalten und Motorik. Sie waren in vielen CT- und MRT-Untersuchungen bei Kindern verkleinert (v. a. Caudatus und Globus pallidum).

b) Der frontoorbitale Cortex ist als archaisch-limbisches System an der Affektregulation beteiligt. Sein Volumen war in MRT-Untersuchungen bei Erwachsenen reduziert.

c) Der (prä)frontale Cortex ist aktiv bei der Planung, Steuerung und auch Repression von Verhalten. Kinder und Erwachsene hatten in CT- und MRT-Untersuchungen reduzierte Volumen. Erwachsene mit Hyperaktivität und Impulsivität haben möglicherweise sogar eine veränderte neuronale Struktur (wie sie mittels der MRT-Spektroskopie gemessen werden konnte).

d) Das Kleinhirn kontrolliert nicht nur die Motorik, auch prozessorales Lernen und wahrscheinlich sogar soziales Interaktionsverhalten sind auf seine Funktionen angewiesen. Insbesondere Teile des Kleinhirns (Vermis) waren bei MRT-Untersuchungen von Kindern verkleinert.

Solche veränderte Hirnregionen könnten verhindern, dass das Gehirn beliebig ausführt, was Psyche und Geist „wollen", wenn dazu ein „Durchschnittsgehirn" notwendig wäre. Es ist aber keineswegs bekannt, ob und wie regionales Hirnvolumen und Funktionsfähigkeit zusammenhängen. Damit ist vor allem nichts ausgesagt, wie es zu den Veränderungen kommt. Sind sie Folge, Ursache oder unbedeutender Nebeneffekt der Erkrankung?

Festzuhalten bleibt, dass der durchschnittliche Mensch mit ADHS, nicht der Einzelne, in seiner groben Gehirnstruktur anders aufgebaut ist als der durchschnittliche Mensch ohne ADHS, und dass jede Theorie zur Neurobiologie der ADHS auch erklären können muss, warum viele Menschen mit ADHS bei entsprechender Stimulation und Motivation die Fähigkeit zum Hyperfokussieren besitzen.

Es gibt neben den genannten bildgebenden Verfahren, die die Struktur darstellen, solche, die die Funktion des Gehirns bzw. Durchblutung und Glukoseverbrauch während psychischer Zustände darstellen (wie die funktionelle Magnetresonanztomografie). Diese funktionsbildgebenden Methoden sind aber für die Untersuchung neurobiologischer Ursachen von Störungen im oben genannten Sinne wenig hilfreich, da sie keine Regionen definieren können, die sich durch einen Verlust von Beliebigkeit auszeichnen. Jede gemessene veränderte Gehirnfunktion während einer Aufgabe (z. B. einem Konzentrationstest) kann nämlich genauso begründet sein in einer veränderten psychischen Funktion, d. h. das Gehirn realisiert gerade, was in der Psyche passiert, es könnte aber auch anders, wenn die Psyche etwas anderes wollte: Ein Mensch mit ADHS, der wenig aufmerksam ist, wird in aufmerksamkeitsrelevanten Arealen wenig entsprechende Aktivität realisieren müssen und so in der Bildgebung eine frontale Minderperfusion zeigen (solche und ähnliche Befunde wurden bei ADHS schon oft gefunden).

2.7.2.3 Die Ursachen der neurobiologischen Besonderheiten bei der ADHS

Vorausgesetzt die Neurochemie und -anatomie ist bei Menschen mit ADHS tatsächlich messbar anders als in der Allgemeinbevölkerung und auch eine Ursache für die Symptome: Wie entstehen dann diese durchschnittlich veränderten Gehirnfunktionen, die zu dem „Verlust von Beliebigkeit" führen können?

Prinzipiell könnten es natürlich Lernvorgänge sein, denn wenn das Gehirn ständig der Psyche seine Kapazitäten zur Verfügung stellen muss, um deren Anforderungen beliebig zu realisieren, dann müssten ja auch Neurochemie und -anatomie lernfähig sein wie Geist und Psyche. Unabhängig davon, dass diese Hypothese noch niemand annähernd bewiesen hat, gibt es zur Zeit einen viel wahrscheinlicheren Kandidaten für die wichtigste Ursache neurobiologischer Veränderungen: Familienuntersuchungen und Zwillingsstudien haben gezeigt, *dass die ADHS vererbt wird, d. h. die Patienten geben andere Gene von Generation zu Generation weiter als die Durchschnittsbevölkerung.*

Besonders der Befund, dass zweieiige Zwillinge nur in etwa 30 % der Fälle, eineiige aber in etwa in 70 % der Fälle gleichsinnig erkranken, spricht für eine zum überwiegenden Teil vererbte Störung. Es wird zur Zeit geschätzt, dass etwa 80 % der Symptomatik vererbt wird.

Würden die Wissenschaftler die veränderten Gene kennen, die bei der ADHS weitergegeben werden, und auch noch im Idealfall wissen, was diese im Gehirn bewirken oder wie sie mit der Umwelt interagieren, könnten sie sogar die Pathophysiologie angeben.

Auch wenn in den bisherigen genetischen Studien einige Genvarianten (so genannte Polymorphismen) bei der ADHS im Vergleich zur Allgemeinbevölkerung gehäuft gefunden wurden (z. B. beim Gen für den Dopamintransporter oder bei Genen für verschiedene Dopaminrezeptoren), erklären diese weder die oben genannten neurobiologischen Besonderheiten, noch konnten sie eine besondere Ursache der ADHS wahrscheinlich machen, die für jeden gilt.

Wahrscheinlich ist bis jetzt nur, dass kein einzelnes Gen verantwortlich ist, sondern viele zusammenwirken müssen.

Bis diese vielen möglichen Varianten dargestellt werden, darf über die Ursachen der neurobiologischen Veränderungen bei der ADHS weiter spekuliert werden.

(Dougherty et al. 1999, Faraone et al. 2000, Hesslinger et al. 2001, Giedd et al. 2001, Ebert 2001, Hesslinger et al. 2002a, Krause & Krause 2002).

2.8 Differenzialdiagnose

Diagnostisch abzugrenzen von der ADHS des Erwachsenenalters sind (nach Ebert 2001, Ebert et al. 2003):

- Somatische Erkrankungen
  In der *Kindheit* können v. a. folgende organische Erkrankungen eine ADHS imitieren:
  - Schwerere Hirnerkrankungen
  - Epilepsien (z. B. Absencen)
  - Tic-Erkrankungen (z. B. Tourette-Störung)
  - Chorea
  - Fragiles X-Syndrom.

  Im *Erwachsenenalter* können v. a. folgende Erkrankungen und Faktoren für ADHS-ähnliche Symptome verantwortlich sein:
  - Hyperthyreose
  - Anfallsleiden
  - Restless-Legs-Syndrom
  - Vigilanzstörungen bei Schlafstörungen (wie z. B. Narkolepsie, Schlaf-Apnoe-Syndrom)
  - Alle primären Hirnerkrankungen
  - Medikamente (z. B. Neuroleptika und andere Psychopharmaka, Steroide, Theophyllin, Antihistaminika, Sympathikomimetika, Barbiturate)
  - Drogen

- Angststörungen und affektive Störungen:
  Angststörungen und affektive Störungen (verschiedene Formen der Depression und Manie) sind häufige Komplikationen bzw. komorbide Störungen der ADHS (siehe oben). Werden die zugehörigen Diagnose-Kriterien erfüllt, sollten diese Diagnosen gestellt und entsprechend behandelt werden.

- Formenkreis der Schizophrenien:
  Desorganisiertheit, kognitive Störungen, „Knick in der Lebenslinie", multiple unspezifische Symptome und formale Denkstörungen mit gelegentlichen Phobien, überwertigen Ideen und magischem Denken machen Verwechslungen mit „symptomarmen, blanden" oder „prodromalen" Schizophrenien möglich.

- Persönlichkeitsstörungen:
  Die Diagnose einiger „Persönlichkeitsstörungen" basiert auf ähnlichen Kriterien wie bei der ADHS (Ebert et al. 2002). Tatsächlich ähnelt die persistierende ADHS bezüglich ihres Verlaufes einer Persönlichkeitsstörung, da es

sich um früh beginnende, durchgehende Merkmale handelt, die als Persönlichkeitszüge auffallen. „Dissoziale Verhaltensweisen" sind zwar häufige Folgen der ADHS, gehören aber nicht primär zu ihrer Symptomatik und sollten deswegen im Erwachsenenalter zusätzlich als dissoziale Persönlichkeitsstörung diagnostiziert werden, wenn die Diagnosekriterien hierfür erfüllt sind.

- Teilleistungsstörungen (z. B. Legasthenie, Dyskalkulie)

2.9 Fallbeispiel einer ADHS im Erwachsenenalter mit Anwendung der verschiedenen Diagnosesysteme

Erstkontakt – Spontane Schilderung:

Der 35-jährige Herr A. stellt sich erstmals in der ADHS-Ambulanz vor.

Er berichtet, dass bei seinem 8-jährigen Sohn vor einem Jahr die Diagnose ADHS gestellt worden sei. Nach einem Training für Eltern von Kindern mit ADHS habe ihm der Kinder- und Jugendpsychiater seines Sohnes geraten, die Diagnose ADHS auch bei sich abklären zu lassen.

Er sei Lehrer von Beruf. Morgens pünktlich in die Schule zu kommen, falle ihm außerordentlich schwer. Das Korrigieren von Klassenarbeiten sei für ihn eine Qual. Er schweife häufig ab und könne nicht längere Zeit ruhig am Schreibtisch verbringen. Er übersehe oftmals Fehler und gäbe Klassenarbeiten selten frühzeitig zurück.

Hingegen falle ihm das Unterrichten leicht. Er habe zwar meist nicht die Geduld, sich lange auf die Schulstunden vorzubereiten, könne aber wegen seiner Spontanität und Kreativität den Unterricht lebhaft gestalten. Bei den Schülern sei er recht beliebt, wenn sie auch manchmal über seine Vergesslichkeit lachen würden.

In seiner Freizeit treibe er intensiv Sport. Nach dem Sport fühle er sich ruhiger und könne sich besser konzentrieren.

Die weitere Untersuchung ergibt folgende zusätzliche Symptome:

Herr A. berichtet ausgeprägte Stimmungsschwankungen mit schnellen Wechseln zwischen Gereiztheit und Niedergestimmtheit. Seine Frau und seine Kollegen bezeichneten ihn als launisch. Er selbst fühle sich schnell gestresst, dabei immer innerlich unruhig und getrieben. Bei der Arbeit könne er nur schwer Prioritäten setzen.

Lange ruhig sitzen sei schwierig. Beim Zuhören von Vorträgen schweife er nach einigen Minuten gedanklich ab, es sei denn, er sei von der Person des Vortragenden oder dem Thema fasziniert.

Auch in seiner Freizeit könne er sich nicht einmal ruhig hinsetzen und z. B. ein Buch lesen (wenn überhaupt, dann lese er meist 3 Bücher gleichzeitig). Ständig stehe er auf und fange irgendetwas neues wie z. B. Aufräumen oder Fernsehschauen an. Nur bei Computerspielen könne er sich auch über Stunden konzentrieren.

Er sei vergesslich, versäume wichtige Termine. Seit er sich einen elektronischen Terminkalender zugelegt habe, könne er Termine jedoch besser einhalten.

Häufig verlege er Gegenstände wie seine Schlüssel oder seinen Geldbeutel. Seinen Ausweis habe er bereits dreimal neu beantragen müssen. Er könne nur sehr schwer warten. Die Haupteinkaufszeiten meide er mittlerweile.

Er werde als redselig bezeichnet, manchmal rede er ununterbrochen und sei dann wie aufgedreht. Seit Jahren leide er zudem unter Einschlafstörungen.

Psychiatrische Vorerkrankungen:
Nach Studienbeginn habe er sich eine zeitlang sehr schlecht gefühlt. In dieser Zeit sei er mit seinem Studium nicht zurecht gekommen. Im Nachhinein denke er, dass ihm die klaren Vorgaben und Strukturen der Schule gefehlt hätten. Er habe Hausarbeiten zu spät abgegeben, und Klausuren nicht bestanden. In diesem Zeitraum habe er auch Durchschlafstörungen gehabt. Er habe sich zurückgezogen und seine Freunde vernachlässigt.

Ohne Behandlung sei es ihm nach etwa 6 Monaten wieder besser gegangen. Er sei nie stationär oder ambulant in psychiatrischer oder psychotherapeutischer Behandlung gewesen.

Andere psychiatrische Erkrankungen:
Es werden kurze depressive Episoden mit Niedergestimmtheit und Antriebsmindung beschrieben, die im Abstand von einigen Wochen auftreten würden, und nach wenigen Tagen „von alleine" wieder abklingen würden.

Körperliche Vorerkrankungen:
In der Kindheit „Neigung zu Neurodermitis"; aktuell noch Pollen-, Hausstaub- und Katzenhaarallergie.

Drogenanamnese:
Als Jugendlicher habe er mit 15 Jahren angefangen, mehrmals wöchentlich Cannabis zu rauchen. Damit habe er sich ruhiger und ausgeglichener gefühlt, mit 18 Jahren habe er damit wieder aufgehört.

Momentan trinke er „hin und wieder etwas zu viel" Alkohol („maximal 1 Flasche Wein/Tag").

Familienanamnese:
Sein Vater habe Alkoholprobleme gehabt. Seine Mutter sei „chaotisch" und könne keine Ordnung halten. Sie sei bereits zweimal wegen Depressionen stationär behandelt worden.

Frühe Kindheitsentwicklung:
Soweit Herrn A. bekannt, verlief die Schwangerschaft unauffällig. Während der Geburt sei es zu keinen Komplikationen gekommen, die frühkindliche motorische und sprachliche Entwicklung sei unauffällig verlaufen.

In den ersten Lebensjahren fielen in der Familie jedoch im Vergleich zur älteren Schwester stärkere motorische Unruhe mit mehreren kleineren Unfällen und häufige starke Wutausbrüche auf.

Bereits als Kindergartenkind habe er abends schlecht einschlafen können.

Schulische Entwicklung:
In der Grundschule hatte Herr A. Aufmerksamkeitsprobleme. Er kam häufig unpünktlich zur Schule, obwohl seine Eltern ihn rechtzeitig losgeschickt hatten. Trotzdem erhielt er in der vierten Schulklasse die Gymnasialempfehlung.

Im Gymnasium wurde er zum „Klassenkasper". Die 7. Klasse musste er wegen schlechten Leistungen vor allem in Mathematik und Physik wiederholen. In der 8. Klasse verbesserten sich die Leistungen mit einem Lehrerwechsel in diesen Fächern abrupt („der neue Lehrer konnte mich richtig begeistern").

Berichte in den Schulzeugnissen der Grundschule:
In den Zeugnissen wurde vermerkt: „Bei mehr Aufmerksamkeit und besserem Benehmen könnte er weitaus bessere Leistungen erzielen".

Berufliche Ausbildung:
Nach dem Abitur und dem Zivildienst sei er zunächst orientierungslos gewesen. Er begann zunächst eine Gärtnerlehre. Nach einem halben Jahr brach er die Lehre ab und verbrachte 1 Jahr im Ausland. Nach seiner Rückkehr nahm er mit 23 Jahren das Lehramtsstudium auf.

Psychosoziale Situation:
Verheiratet seit 7 Jahren, 2 Kinder (6 und 8 Jahre).

Psychopathologischer Befund:
Herr A. ist bewusstseinsklar und zeitlich, örtlich, situativ und zur Person orientiert.

Seit Kindheit bestehen situations- und motivationsabhängige Aufmerksamkeitsdefizite, in der Untersuchung erscheinen Aufmerksamkeit, Merkfähigkeit, Auffassung und Konzentration jedoch unauffällig.

Im formalen Denken fällt eine assoziative Lockerung auf, ohne dass Herr A. jedoch den „roten Faden" verliert.

Es bestehen zwanghaft anmutende Verhaltensweisen im Sinne von Kontrollzwängen (Kontrollieren von Elektrogeräten, schriftlichen Unterlagen), die täglich ca. 15–30 Minuten beanspruchen, jedoch von Herrn A. angesichts seiner Neigung zu Unaufmerksamkeit und Vergesslichkeit meist als sinnvolle Kontrollmechanismen erlebt werden.

Wahnerleben und andere inhaltliche Denkstörungen werden ebenso verneint wie Wahrnehmungsstörungen oder Störungen des Ich-Erlebens.

Affektiv ist Herr A. aktuell gut gestimmt, auslenkbar und schwingungsfähig. Es wird keine aktuelle durchgängige Niedergestimmtheit, dafür werden ausgeprägte Stimmungsschwankungen beschrieben. Der Antrieb und das Interesse sind aktuell ungestört.

Psychomotorisch wirkt Herr A. angespannt und unruhig (trommelt mit den Fingern auf den Tisch, wippt mit den Füßen). Es besteht Impulsivität (z. B. Dazwischenreden, vermehrte Geldausgaben). Sport (Mountainbiken, Klettern) wird teilweise riskant betrieben.

Herr A. berichtet, dass in kurzen wiederkehrenden Abständen von ca. 4–6 Wochen über einige Tage in Zusammenhang mit Stimmungseinbrüchen und Antriebsminderung passive Todeswünsche (jedoch keine Suizidalität) auftreten. Während diesen Stimmungseinbrüchen reagiere er oft gereizt und neige zu sozialem Rückzug.

Vegetative Anamnese:
Es werden Einschlafstörungen (ca. 1–2 Stunden) berichtet, die bereits seit Kindheit bestehen. Das Durchschlafen ist außerhalb depressiver Phasen ungestört.

Es wird aktuell keine Appetitminderung und keine Minderung der Libido angegeben.

Die *körperliche Untersuchung und die somatische Zusatzdiagnostik* (Labor, EEG) ergeben keinen Hinweis auf eine organische Erkrankung (z. B. Schilddrüsenfunktionsstörung).

Fremdanamnese:
Von den Eltern und der Ehefrau werden die Angaben des Patienten bestätigt.

Ergänzend wird von der Mutter berichtet, dass es immer Ärger mit den Hausaufgaben gegeben habe. Ihr Sohn sei bereits in der Grundschule stundenlang davor gesessen, habe viel Unterstützung gebraucht. Später habe er die Hausaufgaben phasenweise wohl gar nicht mehr gemacht.

Standardisierte Untersuchungsinstrumente:

Erfasster Zeitraum	Selbstbeurteilungsbögen	
Kindheit im Alter von 6–10 Jahren	Wender-Utah-Rating-Skala Kurzversion	76 Punkte (von max. 100)
Erwachsenenalter, bezogen auf die letzten 6 Monate	DSM-IV Checkliste	29 Punkte (von max. 36)

Ergänzende testpsychologische Untersuchungen:
Auf Grund des erreichten Schulabschlusses und der Berufsausbildung wurde auf eine testpsychologische Untersuchung verzichtet.

Diagnosestellung nach den unterschiedlichen Diagnosesystemen im Fallbeispiel

A) Diagnosestellung nach ICD-10

Die Kardinalsymptome beeinträchtigte Aufmerksamkeit und Überaktivität werden erfüllt.

Die Symptome treten im Beruf als Lehrer und in der Freizeit auf.

Aufmerksamkeit:
Aufgaben wie das Korrigieren der Klassenarbeiten werden vorzeitig abgebrochen und nicht im notwendigen Zeitrahmen beendet. Herr A. wechselt von einer Tätigkeit zur nächsten ohne die einzelnen Tätigkeiten zu beenden.

Überaktivität:
Herr A. berichtet innere Unruhe und Ruhelosigkeit in Situationen, in denen Sitzenbleiben erwartet wird (z. B. Vorträge). Im Untersuchungsgespräch fiel psychomotorische Anspannung und Unruhe auf.

Weiterhin werden folgende Begleitmerkmale nach ICD-10 erfüllt:
Unbekümmertheit in gefährlichen Situationen (riskanter Sport).

Die Beurteilung, inwieweit die Symptome – wie nach ICD-10 gefordert – bereits im Vorschulalter vorhanden waren, ist bei der Untersuchung im Erwachsenenalter häufig sehr schwierig. Bei Herrn A. wurden eigen- und fremdanamnestisch verstärkte motorische Unruhe und Unaufmerksamkeit beschrieben. Nach ICD-10 ist F90.0 zu kodieren.

B) Diagnosestellung nach DSM-IV

Diagnostische Kriterien nach DSM-IV			
Unaufmerksamkeit		Hyperaktivität/Impulsivität	
Kriterien	erfüllt	Kriterien	erfüllt
Aufmerksamkeitsdefizite, Flüchtigkeitsfehler	x	Zappligkeit	x
Schwierigkeiten, die Aufmerksamkeit aufrecht zu erhalten	x	Steht häufig auf	x
Mangelndes Zuhören		Häufiges Umherlaufen, subjektives Unruhegefühl	x
Bringt Dinge nicht zum Ende	x	Kann sich mit Freizeitaktivitäten nicht ruhig beschäftigen	x
Desorgansiertheit	x	„Auf Achse", getrieben	x
Meidet länger dauernde geistige Tätigkeit	x	Redet übermäßig viel, Impulsivität	x
Verliert Gegenstände	x	Platzt mit Antworten heraus	
Ablenkbarkeit	x	Kann nur schwer warten	x
Vergesslichkeit	x	Unterbricht und stört andere	

Nach DSM-IV werden 8 von 9 Kriterien für Unaufmerksamkeit und 7 Kriterien für Hyperaktivität/Impulsivität erfüllt. Unaufmerksamkeit und Hyperaktivität bestanden selbst- und fremdanamnestisch bereits vor dem 7. Lebensjahr.

Im Erwachsenenalter können die Symptome nicht besser durch eine andere psychische Störung erklärt werden. Nach DSM-IV wäre zu kodieren: Aufmerksamkeitsdefizit-/Hyperaktivitätsstörung, Mischtypus, 314.01.

C) Diagnosestellung nach den Wender-Utah-Kriterien der ADHS im Erwachsenenalter

Die geforderten Kriterien der Aufmerksamkeitsschwäche (Kriterium 1) und Hyperaktivität (Kriterium 2) sind erfüllt. Weiterhin werden Affektlabilität (Kriterium 3), desorganisiertes Verhalten (Kriterium 4), Impulsivität (Kriterium 6) und emotionale Überreagibilität (Kriterium 7) beschrieben.

Für eine mangelnde Affektkontrolle mit Wutausbrüchen ergibt sich im Erwachsenenalter kein Anhalt.

Die Wender-Utah-Kriterien sind erfüllt.

Zusammenfassend erfüllt Herr A. die Kriterien einer ADHS nach den gängigen Diagnosesystemen.

Weiterhin sollten folgende Komorbiditäten noch weiter abgeklärt werden:
- brief reccurent depression (kurze wiederkehrende depressive Episoden)
- schädlicher Alkoholgebrauch

Im Alter von 25 Jahren lag möglicherweise eine depressive Episode vor, die ohne Medikation remittierte.

Kapitel 3

Behandlung

Aus der Diagnose einer ADHS leitet sich noch keine Behandlungsnotwendigkeit ab. Viele Menschen mit ADHS sind nach der Diagnostik alleine mit einer Erklärung für ihr „Anderssein“ zufrieden und wollen keine spezifische Behandlung.

Andere sind erfolgreiche Menschen mit ADHS („hunter“ im Sinne von Hartmann (1997)), die keine Behandlung benötigen, weil sie die allgemeinen klinischen Kriterien (z. B. das Kriterium der deutlichen und klinisch relevanten Beeinträchtigung in verschiedenen Lebensbereichen) nicht erfüllen. Diese erfolgreichen Menschen mit ADHS suchen aber ohnehin keine psychiatrisch-psychotherapeutische Hilfe auf, wenn keine anderen psychischen Erkrankungen auftreten.

Die deutschsprachigen Leitlinien empfehlen eine Behandlung im Sinne einer multimodalen Therapie auch nur dann, wenn bei der sicheren klinischen Diagnose einer ADHS entweder starke Beeinträchtigungen in mindestens einem Lebensbereich oder leichte Beeinträchtigungen in mindestens zwei Lebensbereichen bestehen, und wenn diese Beeinträchtigungen sicher durch ADHS verursacht sind.

3.1 Medikamentöse Behandlung

Die Erfolgsaussichten einer medikamentösen Behandlung im Erwachsenenalter sind wahrscheinlich etwas geringer als im Kindesalter (Faraone et al. 2000, Wilens et al. 2002b). Zwar werden die Grundsymptome ähnlich beeinflusst wie im Kindesalter, oft haben sich aber die sozialen Schwierigkeiten und problematischen Verhaltensmuster so verselbstständigt, dass die medikamentös bedingten Effekte nicht ausreichend zum Tragen kommen.

Es wurden zahlreiche kontrollierte Studien zur medikamentösen Behandlung von ADHS im Erwachsenenalter durchgeführt. Die Wirksamkeit von Stimulanzien wie Methylphenidat (z. B. Equasym®, Medikinet®, Ritalin®, Concerta®) und noradrenerg wirksamen Antidepressiva ist belegt (Übersichten in Krause et al. 1998, Faraone et al. 2000, Krause & Ryffel-Rawak 2000, Trott 2001, Wilens et al. 2002b, Ebert et al. 2003), aber auch andere Substanzen wurden in wissenschaftlichen Untersuchungen geprüft.

Randomisierte und/oder placebokontrollierte Studien mit Wirksamkeitsnachweis (meist jedoch kleine Fallzahlen und kurze Studiendauern von wenigen Wochen) wurden bis Ende 2002 für folgende Substanzklassen publiziert (Ebert et al. 2003):

- Stimulanzien
- Trizyklische Antidepressiva mit ausgeprägtem noradrenergen Wirkmechanismus (s. u.)
- Lithium
- Andere Antidepressiva (Bupropion, Atomoxetin)
- Phenylalanin
- Nikotinpflaster
- Nikotin-Rezeptor-Agonisten

In den deutschsprachigen Leitlinien werden Stimulanzien als medikamentöse Therapie der ersten Wahl empfohlen.

Es gibt keinen Beweis für eine erhöhte Suchtgefahr durch Stimulanzien. Studien weisen eher darauf hin, dass durch die Pharmakotherapie bei ADHS das Risiko für eine Suchterkrankung mit den entsprechenden sozialen Folgen verringert werden kann (Trott 2001). Bei aktuellem Substanzmissbrauch oder Abhängigkeit in Zusammenhang mit einer ADHS empfiehlt sich vor einer Stimulanzienbehandlung die Durchführung einer Entgiftung und nachfolgend regelmäßige Abstinenzkontrollen während der Behandlung.

Als Alternativen zu Stimulanzien bei Nebenwirkungen oder Kontraindikationen werden im klinischen Alltag meist Antidepressiva eingesetzt, die eine noradrenerge Wirkkomponente besitzen (wie z. B. Reboxetin, Venlafaxin). Die Wirksamkeit noradrenerg wirksamer Antidepressiva bei ADHS wurde in kontrollierten Untersuchungen mit kleinerer Fallzahl zwar gezeigt (Faraone et al. 2000, Wilens et al. 2002b), aussagekräftige Vergleichsuntersuchungen zur Behandlung mit Stimulanzien stehen aber noch aus. Bei Depression und/oder Angst können Antidepressiva auch Mittel der 1. Wahl sein, oder mit Stimulanzien kombiniert werden.

Zusammenfassend gibt es bei ADHS im Erwachsenenalter noch zu wenige Vergleichsuntersuchungen zur Effektivität und Differenzialindikation der verschiedenen Medikamente und nur eine sehr spärliche Datenlage zur Langzeitbehandlung mit Medikamenten. In Deutschland ist bisher keines der oben beschriebenen Medikamente offiziell zur Behandlung von ADHS im Erwachsenenalter zugelassen („off-label-use“, Fritze & Schmauß 2002).

3.2 Stand der Psychotherapieforschung

Obwohl Stimulanzien bei vielen Patienten die Grundsymptome entscheidend verbessern und somit einen Grundpfeiler der Therapie darstellen, sind sich die mit ADHS vertrauten Kliniker darin einig, dass eine alleinige medikamentöse Behandlung den Bedürfnissen nicht entspricht, zumal im Erwachsenenalter oft nicht die Basissymptome, sondern vielmehr die sekundären psychosozialen Folgen und die komorbiden Störungen im Vordergrund stehen.

Darüber hinaus wünschen viele Menschen mit ADHS nicht nur eine medikamentöse, sondern zusätzlich (oder wegen Bedenken gegenüber Stimulanzien stattdessen) eine psychotherapeutische Behandlung.

Viele Menschen mit ADHS haben in der Vorgeschichte Psychotherapien unter den verschiedensten Diagnosen begonnen und wieder abgebrochen, weil sie den Eindruck hatten, dass ihre spezifischen Bedürfnisse nicht genügend berücksichtigt wurden.

Zur psychotherapeutischen Behandlung von ADHS im Erwachsenenalter gab es bis 2002 keine Veröffentlichungen zur Wirksamkeit (Bemporad 2001). Allerdings wurden ohne empirische Belegung positive Erfahrungen mit Gruppentherapie und „coaching“ bei ADHS berichtet (z. B. Hallowell & Ratey 1999) und der Einsatz von strukturierender Verhaltenstherapie sowie die Anleitung zum Selbstmanagement (Weiss 1994) empfohlen.

Tiefenpsychologische Ansätze wurden von anderen Autoren z. B. zur Bearbeitung der Selbstwertproblematik favorisiert (Krause & Ryffel-Rawak 2000, Krause & Krause 2002).

Kapitel 4

Entwicklung einer Psychotherapie der ADHS im Erwachsenenalter

4.1 Zielsetzung

Da den Autoren kein hinsichtlich seiner Wirksamkeit überprüftes Psychotherapieverfahren der ADHS im Erwachsenenalter bekannt war, war das Ziel, eine störungsspezifische Psychotherapie für Erwachsene mit ADHS zu entwickeln und hinsichtlich Indikationsstellung, Wirksamkeit, Anwendbarkeit im klinischen Alltag und unerwünschten Nebenwirkungen zu überprüfen.

Am Ende dieses Prozesses sollte ein Behandlungsverfahren zur Verfügung stehen, das die Kriterien einer „Evidenz-basierten" Therapie (Berner et al. 2000) erfüllt und dem Anwender Freiräume für seine individuelle Umsetzung lässt.

Analog zum Ablauf einer Arzneimittelprüfung wurde ein Vorgehen in Phasen geplant:

Phase I	Konzepterstellung
Phase II	Erstmalige Anwendung
Phase III	Kontrollierter klinischer Versuch
Phase IV	Multizentrische Anwendungsbeobachtung
Phase V	Randomisierte Studie

4.2 Konzepterstellung

Zwei Fragen waren zur Erstellung des Konzeptes handlungsleitend: Was macht ein Symptom behandlungsbedürftig? Aus welchen theoretischen Überlegungen können die eingesetzten Behandlungsstrategien hergeleitet werden?

Als theoretische Grundpfeiler wurden, um die Kriterien einer schulen-unabhängigen psychologischen Therapie im Sinne von K. Grawe (Grawe 1998) zu erfüllen, einerseits das Konzept der Grundbedürfnisse des Menschen nach S. Epstein (zitiert nach Grawe 1998) und andererseits die empirisch gefundenen allgemeinen Wirkfaktoren psychotherapeutischer Prozesse (Grawe 1998) verwendet. Zusätzlich wurde im späteren Verlauf das Konzept einer integrativen Psychotherapie nach P. Fiedler (2000) im Sinne einer phänomen- und störungsspezifischen Behandlung, die aus verschiedenen Basismodulen besteht, integriert.

Im Folgenden werden diese Konzepte im Zusammenhang mit ADHS erläutert.

4.2.1 Die vier Grundbedürfnisse des Menschen und die Besonderheit ihrer Befriedigung bei ADHS

Eine störungsspezifische Therapie sollte sich u. a. an der Frage orientieren, inwieweit die individuelle Symptomatik das System der Grundbedürfnisse (siehe Abbildung 1) und deren Befriedigung beeinflusst.

Im Hinblick auf die störungsspezifische Symptomatik bei ADHS und ihre Therapie zeigen sich dabei folgende Besonderheiten:

- *Bedürfnis nach Orientierung und Kontrolle:* Menschen mit ADHS ist ihr eigenes Erleben und Verhalten häufig unerklärlich (z. B. Aufmerksamkeitsdefizite, impulsives Verhalten, Stimmungsschwankungen).

Sie erleben häufig, „irgendwie anders zu sein", und dieses „Anderssein" nicht kontrollieren zu können.

Therapie soll informieren und Kontrollerfahrungen vermitteln

- *Bedürfnis nach Lustgewinn und Unlustvermeidung:* Besonders Menschen mit ADHS erleben Unterstimulation im Sinne von „Langeweile" als äußerst unangenehm. Manche ADHS typischen Verhaltensweisen entstehen dann aus dem Bedürfnis, entweder Lustgewinn oder Unlustvermeidung zu optimieren, und diese Zustände von Unterstimulation zu beenden. Die dabei eingesetzten Lösungsstrategien beinhalten oft stimmungsabhängige, impulsive Handlungen

Grundbedürfnisse des Menschen und Konsequenzen für eine Behandlung

- **Bedürfnis nach Orientierung und Kontrolle**
  Menschen in Therapie erleben häufig „anders zu sein“ und dieses „anders sein“ nicht kontrollieren zu können.
  → Therapie soll informieren und Kontrollerfahrungen vermitteln
- **Bedürfnis nach Lustgewinn und Unlustvermeidung**
  Menschen in Therapie haben problematische Lösungsstrategien und bekommen häufig entsprechend negative Rückmeldungen und Konsequenzen zu spüren.
  → Therapie soll auch Spaß machen
- **Bedürfnis nach Bindung**
  Menschen in Therapie haben häufig (aber nicht immer) Beziehungsstörungen.
  → Ziel: Vertrauensvolle Bindung zu Therapeuten – ohne Abhängigkeit zu erzeugen
- **Bedürfnis nach Selbstwerterhöhung**
  Selbstachtung ist bei Menschen in Therapie oft „im Keller“.
  → Therapie soll Erfolgserlebnisse vermitteln

Abbildung 1: Grundbedürfnisse des Menschen und allgemeine Konsequenzen für die Behandlung (nach S. Epstein (zitiert nach Grawe 1998))

oder Vermeidungsverhalten und machen es schwer, das eigene Verhalten im Sinne langfristiger Ziele zu organisieren.

Therapie soll interessant sein und Spaß machen

– *Bedürfnis nach Bindung:*
  Aus den ADHS-Symptomen resultieren zwar häufig Schwierigkeiten in familiären, partnerschaftlichen und beruflichen Bindungen (erhöhte Wahrscheinlichkeit für ungeplante Schwangerschaften, Beziehungsabbrüche, Scheidung und Arbeitslosigkeit). Ein gestörtes Bindungsverhalten ist jedoch kein Basissymptom der ADHS. Wie bei Menschen ohne ADHS ist das Bindungsverhalten abhängig von individuellen biografischen Erfahrungen, Alter, komorbiden Störungen, etc.

Es soll eine vertrauensvolle Bindung zum Therapeuten entstehen, ohne Abhängigkeit zu erzeugen

– *Bedürfnis nach Selbstwerterhöhung:*
  Menschen mit ADHS machen z. B. in Schule, Ausbildung und Beruf oft Erfahrungen, die ihr Selbstwertgefühl beeinträchtigen. Meist kennen sie den Satz: „Du könntest, wenn Du nur wolltest“ zur Genüge.

  Oft leiden sie selbst darunter, dass sie das Gefühl haben, ihre Möglichkeiten nicht voll ausschöpfen zu können.

Therapie soll Erfolgserlebnisse vermitteln

4.2.2 Wirkfaktoren

Bei der Zusammenstellung der Behandlungselemente wurden die empirisch belegten allgemeinen Wirkfaktoren von Psychotherapie nach Grawe herangezogen:

– *Klärung:*
  Die Therapie soll einen Bezugsrahmen schaffen, in dem die Teile des Erlebens und Verhaltens, die die Grundbedürfnisse und damit die Lebensqualität beeinträchtigen, als behandelbare Symptome von ADHS beschrieben werden. Informationen über Ursachen, Symptome, Diagnostik und Behandlungsmöglichkeiten

sind daher zentrale Bausteine der Behandlung: „Was habe ich, warum, was will ich ändern, wie kann ich das erreichen?"

- *Ressourcenaktivierung:*
  Im Vordergrund einer ressourcenorientierten Herangehensweise steht die Vermittlung einer ausbalancierten Sichtweise der ADHS: „ADHS ist mit Einschränkungen verbunden – aber auch mit vielen Möglichkeiten (z. B. Kreativität, Risikobereitschaft, Fantasie). Wie können Sie Ihre Möglichkeiten nutzen, um Ihre in der Klärungsphase definierten Ziele in Angriff zu nehmen?"

  Die Induktion positiver Veränderungserwartungen gilt als spezifischer Wirkfaktor hypnotherapeutischer Verfahren. Ein zentrales Element des therapeutischen Vorgehens sollte die Induktion von Besserungserwartungen sein, was sekundär zu positiven Rückkopplungsprozessen führen kann (Grawe 1998).

- *Problemaktualisierung:*
  Für viele Menschen mit ADHS ist die konkrete Analyse von Problemverhalten mit Schwierigkeiten verbunden. Erlernte Verhaltensmuster bedingen häufig schon vor einer detaillierten Verhaltensanalyse den Sprung auf eine Erklärungs- oder Rechtfertigungsebene, häufig verbunden mit einem raschen Wechsel von Selbst- und Fremdzuschreibung hinsichtlich der Ursachen („wer ist schuld?"). Um eine Problemaktualisierung zu erreichen, erscheint es daher sinnvoll, zunächst Problemverhalten als ADHS-typisches Verhalten zu erkennen, um dann Lösungsstrategien zu entwerfen und sie in konkreten Situation zu üben und sie nachfolgend auf andere vergleichbare Situationen zu übertragen („üben, üben, üben").

- *Bewältigung:*
  Der oben beschriebene Transfer führt zu einer längerfristigen Generalisierung sowohl von Problemlösung auf der Verhaltensebene als auch zu einer Veränderung der Zuschreibungsmuster im Sinne einer stabileren Selbst- und Fremdwahrnehmung und damit einer Veränderung des Selbstbildes und der erlebten Kontrolle.

4.3 Wahl des therapeutischen Verfahrens

Im nächsten Schritt ergaben sich die folgenden Fragen:

1. Gibt es eine andere psychische Erkrankung, die hinsichtlich der Symptomatik eine Überlappung zur ADHS zeigt?
2. Gibt es für diese psychische Erkrankung ein bereits evaluiertes Psychotherapieverfahren, dessen Methodeninventar auf die Behandlung der ADHS übertragbar sein könnte?

Zu 1.: Als gemeinsame klinische Symptome von ADHS und der so genannten *emotional instabilen Persönlichkeitsstörung vom Borderline-Typ* (kurz: Borderline-Persönlichkeits-Störung (BPS))" können u. a. genannt werden (Hesslinger at al. 2002b):

- Aufmerksamkeitsstörungen (siehe unten)
- Störungen der Affektregulation
- Emotionale Instabilität
- Impulsive Verhaltensweisen
- Suchtverhalten
- Beziehungsprobleme
- Mangelnde Selbstachtung
- Anspannungszustände

Sowohl Menschen mit ADHS als auch Menschen mit BPS leiden unter Anspannungszuständen. Bei ADHS treten diese z. B. bei fehlender Aktivierung und Stimulierung auf. Bei der BPS werden unterschiedliche Entstehungsbedingungen diskutiert (Stiglmayr et al. 2001).

Die Methoden der Spannungsregulierung sind abgesehen vom Drogenkonsum unterschiedlich: Menschen mit ADHS neigen zu motorisch-sportlicher oder sexueller Spannungsregulation.

Bei Menschen mit BPS treten hingegen bei Spannungsanstieg häufiger so genannte dissoziative Phänomene auf, die als eine besondere Form von Aufmerksamkeitsdefizit angesehen werden können (Ceumern-Lindenstjerna et al. 2002). Dissoziative Phänomene können bis hin zur motorischen Hypoaktivität im Sinne von „freezing" („Einfrieren") führen und werden oft durch selbstverletzendes Verhalten beendet.

Klinisch wurde eine hohe Komorbiditätsrate von ADHS und BPS inzwischen auch in kontrollierten Untersuchungen nachgewiesen (Fossati et al. 2002).

4.4 Dialektisch Behaviorale Therapie (DBT) nach M. Linehan

Für die BPS gibt es überprüfte Therapieverfahren. Eines von diesen ist die *Dialektisch Behaviorale Therapie (DBT),* die von M. Linehan als

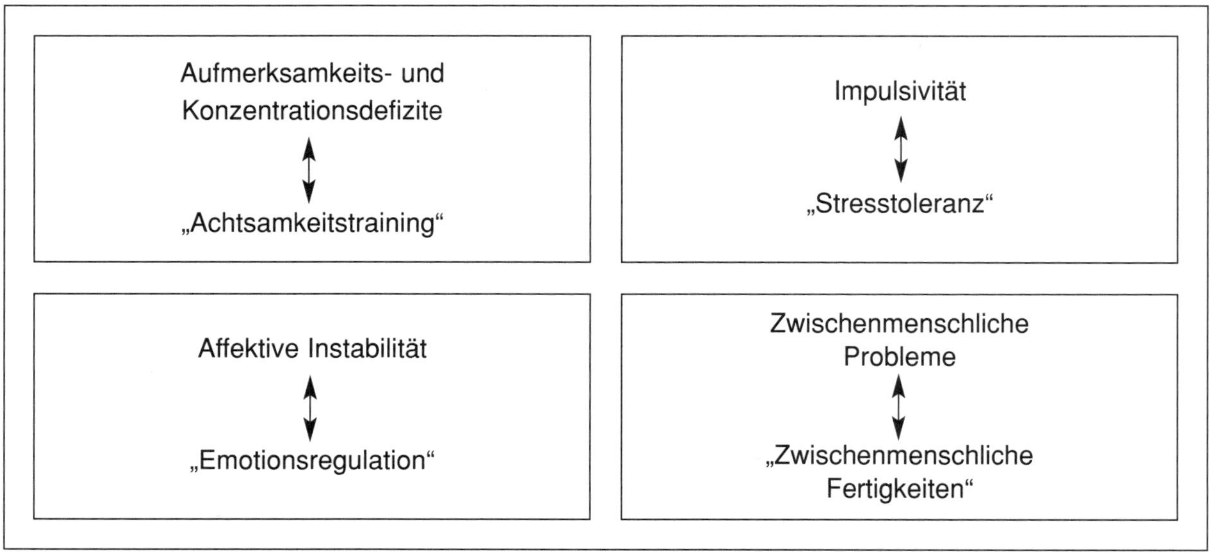

Abbildung 2: Bausteine des Fertigkeitentrainings der DBT und ihre Zuordnung zu Symptomen der ADHS

störungsspezifische Psychotherapie der BPS entwickelt wurde (Linehan 1993, Bohus & Berger 1996, Bohus 2002).

Beim generellen Vorgehen der DBT handelt es sich um eine prinzipiengeleitete Therapieform mit den Bestandteilen Einzel- und Gruppentherapie.

Für die Gruppentherapie gibt es ein manualisiertes „Fertigkeitentraining“ (Linehan 1996) zum Umgang mit spezifischem Problemverhalten, das aus verschiedenen Modulen besteht.

Bezüglich der Symptomatik der ADHS erschien folgende Zuordnung der Bausteine des Fertigkeitentrainings der DBT sinnvoll (Abb. 2).

Prinzipien der DBT

Die DBT nach M. Linehan (1993) im ursprünglichen Sinne beinhaltet u. a. das Vorgehen in einem Team mit Supervision und einem komplexen, prinzipiengeleiteten Zusammenwirken von Einzel- und Gruppentherapie. „Prinzipiengeleitet“ bedeutet dabei, dass es klare „Wenn-Dann-Verknüpfungen“ zu verschiedenen Situationen und Zeitpunkten in verschiedenen Phasen der Therapie gibt.

Grundlage sowohl der therapeutischen Haltung als auch der Wahl der Methoden und Strategien ist immer das dialektische Balancieren zwischen Validierung und Veränderung. Das heißt, es soll ein ausgewogenes Verhältnis angestrebt werden zwischen der Rückmeldung, dass die Symptomatik nachvollziehbar und verständlich ist, dass aber gleichzeitig vereinbarte, hierarchisierte Therapieziele im Sinne einer Veränderung angestrebt werden.

Hierarchisieren der Therapieziele bedeutet dabei in Bezug auf ADHS v. a., dass der Teil der Symptomatik, der es schwer macht, Therapieziele zu definieren und zu vereinbaren und dann an der Therapie teilzunehmen (z. B. Drogen, Unpünktlichkeit, Aufmerksamkeitsstörung in der Therapie, keine Hausaufgaben, Probleme mit Autoritäten) vorrangig berücksichtigt werden muss (siehe unten 4.5.6.12).

Zusammenfassend erschien es möglich und sinnvoll, zwischen ADHS-spezifischen Problemstellungen und Therapiezielen einerseits und Struktur, Methoden und Strategien der DBT andererseits eine Verknüpfung zu erstellen. Das Ergebnis davon ist die hier vorgelegte Modifikation der DBT und ihre Überprüfung.

4.5 Struktur der Behandlung

P. Fiedler (2000) schlägt vor, eine phänomen- und störungsspezifische psychotherapeutische Behandlung im Sinne einer integrativen (nicht schulenorientierten) Psychotherapie aus folgenden Basismodulen aufzubauen:

Integrative Psychotherapie
Basismodule einer spezifischen Behandlung

- **Patientenschulung**
  Information und Aufklärung über Störung, Ätiologie, Diagnostik, Behandlung
- **Problemaktualisierung: Klärung und Bewältigung**
  Aktivierung und Bearbeitung, Unterweisung des Patienten
- **Aktivierung persönlicher Ressourcen**
  Ressourcenorientierung, Selbstbeobachtung, Selbstmanagement; Selbstevaluation;
  Anleitung des Patienten, sein eigener Therapeut zu werden
- **Aktivierung sozialer Ressourcen**
  Schulung und Unterweisung von Angehörigen, soziale Unterstützung, Netzwerke, Selbsthilfegruppen
- **Transfersicherung und Rückfallvermeidung**

Abbildung 3: Basismodule einer integrativen Psychotherapie (modifiziert nach Fiedler 2000)

4.5.1 Allgemeines, übergeordnetes Ziel der Psychotherapie

Als übergeordnetes Therapieziel wurde definiert, ADHS zu kontrollieren (nicht zu „heilen“) und nicht durch ADHS kontrolliert zu werden.

4.5.2 Aufbau in Modulen

Da die Symptomatik der ADHS Probleme in unterschiedlichen Bereichen mit sich bringt, wurde ein Vorgehen mit symptomorientierten Modulen gewählt. Um im Verlauf flexibel auf die Bedürfnisse der Patienten reagieren zu können, ermöglichen diese Module, Schwerpunkte zu setzen und die Reihenfolge nach Bedarf zu modifizieren.

4.5.3 Einsatz der Module in Gruppen- und Einzeldesign

Die große Zahl an Menschen mit ADHS, die in unserer Ambulanz Interesse an einer Ergänzung oder einer Alternative zu einer medikamentösen Behandlung bekundet hatten, ließen es notwendig und sinnvoll erscheinen, ein Gruppentherapieprogramm zu planen.

Bei den späteren Evaluationen wurde von den Teilnehmern „das Setting als Gruppe“ als wirksamer Therapiefaktor angegeben.

Auch wenn die bisherige empirische Überprüfung des Programms sich auf die Anwendung in Gruppen bezieht, können nach unseren Erfahrungen einzelne Bestandteile auch sinnvoll in einer Einzeltherapie oder einem Einzelcoaching eingesetzt werden (siehe 5.6.9).

4.5.4 Minimierung von unerwünschten Wirkungen

Um unerwünschte Wirkungen und vorzeitige Therapieabbrüche möglichst zu minimieren, wurde angestrebt, die diesbezüglich von Peter Fiedler zusammengefassten Empfehlungen zu berücksichtigen (Fiedler 1996). So sollten z. B. schon vor Beginn der Behandlung einzeln mit jedem Teilnehmer die Ziele, Vorgehensweisen sowie Grenzen der Behandlung besprochen werden und während der gesamten Behandlungsdauer maximale Transparenz beibehalten und das therapeutische Handeln fortlaufend begründet werden (siehe Fiedler 1996, Kapitel 8.3).

4.5.5 Angehörige

Die Symptomatik von ADHS hat erhebliche Konsequenzen für die Qualität von Beziehungen (Hallowell & Ratey 1999). Deshalb wurde bei der Erstellung des Programms die Einbeziehung der Angehörigen berücksichtigt, die auf Wunsch der Teilnehmer schriftlich über ADHS und die Ziele und Inhalte der Therapie informiert und zu Gesprächsterminen eingeladen werden können.

4.5.6 Allgemeine Rahmenbedingungen für die Durchführung des Gruppenprogramms

Auf den nächsten Seiten werden das Therapiekonzept und die Grundannahmen zusammengefasst vorgestellt, wie sie sich in der Praxis anhand der Rückmeldungen der teilnehmenden Patienten weiterentwickelten. Bei der Durchführung des hier vorgestellten Gruppentrainings mit Erwachsenen mit ADHS ergibt sich folgende Besonderheit:

Einerseits liegt das Schwergewicht des Training auf Informationsvermittlung und einübendem Umgang mit Lösungsstrategien und folgt einer fest vorgegebenen Struktur. Auf der anderen Seite haben gerade die Symptome der ADHS und deren Folgen bei vielen Menschen mit ADHS dazu geführt, dass sie nicht gerne in die Schule gingen, ungern Hausaufgaben machten und starre Strukturen oft vermieden haben. Bei ausgeprägter sozialer Ängstlichkeit kann sogar schon das Teilnehmen an Gruppen überhaupt mit starker Ablehnung oder Misserfolgserwartungen verknüpft sein. Für die Therapeuten gilt es diesen Umstand zu berücksichtigen. Dieser Widerspruch sollte vor Beginn aktiv angesprochen und vor dem Hintergrund der Lerngeschichte eines Menschen mit ADHS als nachvollziehbar beschrieben werden. Gleichzeitig sollte vermittelt werden, dass gewünschte Veränderungen nur durch innere Bereitschaft neue Erfahrungen zu machen und durch aktive Teilnahme an den Übungen und Hausaufgaben erreicht werden können.

Deshalb ist gerade bei ADHS die Umsetzung des Gedankens einer „Balance zwischen Akzeptanz und Veränderung“ eine ausgesprochen wichtige Voraussetzung für den Erfolg des Trainings. Das bedeutet verstärkt die Balance im Auge zu behalten zwischen strukturierter Informationsvermittlung und Training und dem, die Gruppenkohäsion erhöhenden, aber auch unter Umständen strukturgefährdenden Bedürfnis nach Austausch und Verständigung mit „Gleichgesinnten“. Es sollte nach Möglichkeit vermieden werden, dass z. B. die Diskussion über Sinn und Zweck einzelner Bestandteile des Trainings oder aber die Frage, ob es der Einzelne mit ADHS oder seine Umgebung sei, die ein Problem haben, die strukturierte Durchführung der Therapiebausteine erschwert.

Beim Herstellen dieser Balance ist es von Vorteil, wenn es den Therapeuten gelingt, einerseits eine „lockere“ und entspannte Atmosphäre zu schaffen und andererseits bei Bedarf strukturierend einzugreifen, um das Gruppengeschehen wieder auf die Inhalte des aktuellen Abschnitts zurückzulenken.

Bei der praktischen Durchführung des Programms wurden die allgemeinen Rahmenbedingungen des Fertigkeitentrainings der DBT nach M. Linehan (Linehan 1996) zugrundegelegt. Im folgenden soll auf einige dieser Rahmenbedingungen näher eingegangen werden, die in einer Gruppentherapie mit Menschen mit ADHS von besonderer Bedeutung sind. Ziel ist, Anregungen und Hinweise zu geben, die es ermöglichen sollen, auch ohne besondere Kenntnisse oder Erfahrungen in DBT ein Gruppenprogramm durchzuführen.

Folgende Strukturmerkmale haben sich als sinnvoll und hilfreich erwiesen:

4.5.6.1 Gruppengröße

Die optimale Gruppengröße liegt bei sieben bis neun Teilnehmern. Für eine Gruppengröße über 10 Teilnehmern haben die Autoren bisher keine eigenen Erfahrungen. In Abhängigkeit von der Schwere der Symptomatik der Teilnehmer sowie institutionellen Gegebenheiten kann die tatsächliche Gruppengröße nach Bedarf variiert werden.

4.5.6.2 Dauer

Das Programm ist auf die Dauer von ca. 13 Sitzungen angelegt. Diese sollten in wöchentlichem Turnus stattfinden. Den Teilnehmern sollte für Diagnostik, Vorbereitungsphase und die evtl. stattfindenden Gesprächen mit Angehörigen oder Partnern insgesamt eine Dauer von ca. 15–16 Wochen angekündigt werden. Schon bei der Planung der

Gruppe sollen Unterbrechungen wie Feiertage, Urlaubs- und Ferienzeiten berücksichtigt werden.

Für viele Menschen mit ADHS ist es schwierig, diese Planungen eigenständig durchzuführen. Diese Fragen sollten deshalb vor Beginn angesprochen und geklärt werden, um die Wahrscheinlichkeit späterer Therapieabbrüche zu minimieren.

4.5.6.3 Frequenz

Einmal pro Woche, jeweils zwei Stunden. Hierbei haben sich Termine am frühen Abend als günstig erwiesen, die es auch Berufstätigen ermöglichen, an der Gruppe teilzunehmen.

4.5.6.4 Leitung

Nach Möglichkeit sollte die Gruppe von zwei Therapeuten geleitet werden. Dies verringert erstens die Wahrscheinlichkeit, dass durch Abwesenheit oder Krankheit die Regelmäßigkeit der Durchführung bedroht wird. Zweitens fällt es leichter, die Grundhaltung der Therapie im Sinne der Balance zwischen Akzeptanz und Veränderung auf die beiden Therapeuten zu verteilen. Dabei übernimmt der eine eher die Seite der Akzeptanz, der andere verkörpert eher die Seite der Veränderung. Auf jeden Fall sollte immer dann ein „Ausbalancieren" dieser Sichtweisen erfolgen, wenn im Verlauf der Gruppe ausgeprägte Polarisierungen entstehen.

4.5.6.5 Offene oder geschlossene Gruppe?

Auf Grund der Struktur des Programms, das in den ersten Sitzungen einige grundlegende Informationen, die Einführung in die Achtsamkeit und den Einsatz des zentralen Instruments der Verhaltensanalyse vermittelt, ist es sinnvoll, die Gruppe als geschlossene Gruppe durchzuführen. Alle Teilnehmer absolvieren gemeinsam einen Durchlauf. Neue Teilnehmer beginnen mit einer neuen Gruppe.

4.5.6.6 Behandlungsvertrag

Vor Beginn der Gruppe wird mit jedem Teilnehmer der Abschluss eines Behandlungsvertrages nach der ersten Sitzung besprochen (siehe Arbeitsblätter zur Sitzung 1). Die Unterschrift erfolgt dann nach den Informationen der ersten Sitzung vor der zweiten Sitzung.

4.5.6.7 Hausaufgaben

Es hat sich als sinnvoll erwiesen, bereits vor Beginn der Gruppe bei den Vorbereitungsgesprächen auf den Einsatz und die Bedeutung von Hausaufgaben hinzuweisen, und darauf, dass bei wiederholtem Nichterledigen der Hausaufgaben dies als „therapiestörendes Verhalten" thematisiert wird (siehe 4.5.6.9).

4.5.6.8 Aufbau der Sitzungen

Es ist sinnvoll, die Sitzungen in zwei Abschnitte zu gliedern. Im ersten Abschnitt erfolgt die Besprechung der Hausaufgaben. Weiterhin sollten in diesem Teil grundlegende Bausteine und Instrumente wie „Achtsamkeitsübungen" und „Verhaltensanalysen" fortlaufend thematisiert und geübt werden.

Im zweiten Abschnitt der Sitzung werden dann die jeweils neuen Inhalte vermittelt.

Etwa nach der Hälfte der Zeit empfiehlt sich eine 15–20minütige Pause. Die Teilnehmer sollen bei Bedarf darauf hingewiesen werden, in der Pause Strategien anzuwenden (z. B. Achtsamkeitsübungen), die die Konzentrationsfähigkeit wiederherstellen.

Als Einstiegsritual zu Beginn jeder Sitzung hat sich das Durchführen einer Achtsamkeitsübung bewährt.

4.5.6.9 Umgang mit therapiegefährdendem Verhalten

Therapiegefährdendes Verhalten ist Verhalten von Teilnehmern oder Therapeuten, das die Durchführung der Therapie für den Teilnehmer, die anderen Teilnehmer und/oder die Therapeuten erschwert oder unmöglich macht. Beispiele sind: Unentschuldigtes Fortbleiben, Zu-spät-kommen, Hausaufgaben nicht Erledigen, Erscheinen in intoxikiertem Zustand, aggressive Verhaltensweisen und Nichtbeachten der Grenzen der anderen Teilnehmer und/oder Therapeuten.

Therapiegefährdende Verhaltensweisen werden immer dann thematisiert, wenn sie sich als Übungsfelder für im Alltag relevante Probleme anbieten. So wird z. B. der Umgang mit Pünktlichkeit und regelmäßiger Teilnahme ausführlich und frühzeitig thematisiert und als ein für ADHS exemplarisches Problem gesehen und mit Verhaltensanalysen bearbeitet. In der Durchführung empfiehlt es sich deshalb, mit der Gruppe bereits in der ersten Sitzung entsprechende Regeln zum Umgang mit Pünktlichkeit und Nichtteilnahme zu vereinbaren (siehe Sitzung 1 und Therapievertrag).

4.5.6.10 Videoaufnahmen

Es hat sich als nützlich erwiesen, zur Supervision, Nachbesprechung schwieriger Gruppensituationen und zur Qualitätssicherung Videoaufzeichnungen von den Gruppensitzungen anzufertigen. Falls ein entsprechendes Vorgehen geplant wird, muss mit den Teilnehmern vorab eine entsprechende Vereinbarung getroffen und schriftlich festgehalten werden (u. a. Einwilligungserklärung, Schweigepflichtsvereinbarung, Datenschutz, etc.).

4.5.6.11 Was noch wichtig sein könnte

Zum Abschluss sollen noch einige Hinweise zur praktischen Durchführung gegeben werden, die sich als hilfreich erwiesen haben und sowohl die Atmosphäre in der Gruppe als auch den Transfer des Gelernten verbessern können:

Die in der Gruppe behandelten Strategien und Methoden sollen immer und so häufig wie möglich beim Namen genannt werden („Benennen der Fertigkeiten") und auf die zugehörigen Module verwiesen werden. Dadurch lernen und merken sich die Teilnehmer die einzelnen Strategien und ihre Anwendung schneller und wirksamer.

Häufig verwenden Teilnehmer auch Strategien, ohne es sich bewusst zu machen. Die meisten Menschen mit ADHS haben ihr Leben lang die unterschiedlichsten funktionalen und dysfunktionalen Lösungsstrategien für ihre Probleme entwickelt. Oft sind funktionale Strategien vorhanden, die jedoch nicht als solche erkannt und benannt werden oder als nicht ausreichend für die „wirklichen" Probleme erlebt werden. Dann ist es sinnvoll, diese Strategien genau zu analysieren und zu verfolgen, was es schwierig macht, diese auch in anderen Problemsituationen einzusetzen. Dieses Vorgehen betont den Ressourcenorientierten Ansatz des Programms. In diesem Sinne ist jedes erwünschte Verhalten als eine lösungsorientierte Verhaltensweise zu verstehen und auch so zu benennen.

Die Anwendung der vermittelten Strategien wird zunächst nicht in besonders belastenden Situatio-

Tabelle 3: Zusammenfassung der vorgeschlagenen Strukturmerkmale

Gruppengröße	7–9 Teilnehmer, bisher keine Erfahrungen bei Gruppen > 10 Teilnehmer
Dauer	Mindestens 13 Sitzungen, wöchentlich, 2 Stunden
Leitung	2 Therapeuten
Form der Gruppe	Geschlossene Gruppe
Ablauf der einzelnen Sitzungen	Achtsamkeitsübung Hausaufgabenbesprechung Pause Vermittlung der neuen Inhalte Hausaufgaben bis zur nächsten Sitzung Verabschiedung
Anforderung an Teilnehmer	Abschluss eines Therapievertrages Zustimmung zu Arbeit mit Hausaufgaben Zustimmung zur Bearbeitung „therapiegefährdenden" Verhaltens (Unpünktlichkeit, unentschuldigtes Fehlen, nicht Erledigen von Hausaufgaben etc.)
Keine „Prozessgruppe"	Vermittlung von Informationen und Fertigkeiten

nen gefordert und geübt. Stattdessen ist es wichtig zu betonen, dass die auszuwählenden Beispielsituationen aus dem alltäglichen Bereich stammen sollen („Dächer werden bei schönem Wetter repariert").

Die Gruppe ist keine Prozessgruppe: Im Allgemeinen werden die Beziehungen innerhalb der Gruppe nicht fokussiert oder thematisiert, es sind auch keine „Befindlichkeitsrunden" oder „Blitzlichter" vorgesehen. Fokus ist die Vermittlung von Informationen und Strategien zum Umgang mit ADHS im Erwachsenenalter. Dies sollte den Teilnehmern von Beginn an mitgeteilt werden. Sollte Verhalten oder Probleme auftreten, die eine Gruppensitzung erheblich stören, müssen diese jedoch im Sinne therapiegefährdenden Verhaltens vorrangig geklärt werden.

4.5.6.12 Der Einsatz von Bestandteilen des Gruppenprogramms in der Einzeltherapie bzw. dem Coaching bei ADHS im Erwachsenenalter

Das hier vorgestellte Programm wurde für ein Gruppensetting entwickelt und überprüft. Nach den Erfahrungen der Autoren eignen sich einzelne Module jedoch auch für den Einsatz in einer Einzeltherapie (auch in Ergänzung zu einer Gruppentherapie) bzw. einem Coaching im Einzelsetting.

Hierbei ist vorab zu klären: Handelt es sich um eine Einzelpsychotherapie zur Behandlung einer krankheitswertigen Symptomatik oder um eine Einzelberatung im Sinne eines „Coaching" zur Verbesserung beruflicher und privater Entfaltungsmöglichkeiten? Im ersten Fall stehen oft gesundheitsschädigendes Problemverhalten (z. B. Sucht- und Hochrisikoverhalten) evtl. mit der Gefahr der sozialen Desintegration und die Behandlung der Komorbiditäten im Vordergrund. Im zweiten Fall handelt es sich oft um Menschen, die dem so genannten „high functioning" Bereich der ADHS zugeordnet werden. Dabei handelt es sich um Menschen, die z. B. auf Grund großer Kreativität und Energie beruflich zwar erfolgreich sind, bei denen die Symptome und Folgen von ADHS jedoch ein weiteres Vorwärtskommen behindern oder Erreichtes bedrohen.

Wenn die einzelnen Bestandteile auch durchaus in beiden Bereichen einsetzbar sind, sollten sich die Herangehensweisen unterscheiden:

- *Einzelpsychotherapie*
  Bei schwerer ADHS-Symptomatik sind sowohl gesundheitsschädigende als auch therapiegefährdende Verhaltensweisen wahrscheinlich. Daraus kann sich das Problem der „tausend Baustellen" ergeben, so dass in jeder Stunde andere, dringliche Probleme anliegen. Die Bearbeitung aller Problembereiche macht es dann schwierig, einen erkennbaren „roten Faden" in der Behandlung zu finden. In diesen Fällen kann sich die „dynamische Hierarchisierung" von Problembereichen der DBT-Therapie bewähren (Bohus 2002).

Für den Einsatz bei ADHS seien folgende Adaptionen zur Hierarchisierung vorgeschlagen:

Reduktion von
1. Vital bedrohlichem gesundheitsschädigendem Verhalten
3. Verhalten, das die soziale Integration akut und massiv gefährdet
4. Therapiegefährdendem Verhalten
5. Verhalten, das die Lebensqualität beeinträchtigt

Diese Hierarchie soll als dynamische Gewichtung angesehen werden. Immer wenn Probleme auf einer höheren Ebene auftreten, sind diese vorrangig zu klären.

Es kann schwierig sein, die Zustimmung des Patienten zu einer solchen Hierarchisierung der Therapieziele zu gewinnen, da dieser zu Beginn der Behandlung meist eine rasche Verbesserung der Lebensqualität wünscht. Deshalb ist es sinnvoll, diese Hierarchie als eine aus Sicht des Therapeuten notwendige Rahmenbedingung einzuführen und nach entsprechender Aufklärung eine klare und bindende Zustimmung zu diesem Vorgehen im Sinne einer Therapievereinbarung zu erhalten („commitment").

Nach Klärung dieser Rahmenbedingungen ist eine individuelle Therapieplanung möglich, deren Umsetzung dann auf die in diesem Band vorgelegten Materialien zurückgreifen kann. Aus Sicht der Autoren empfiehlt es sich aber nicht, das vorliegende Programm im Sinne einer manualisierten ADHS-Einzeltherapie einzusetzen (zur Kontroverse um das Problem manualisierter vs. theorie- oder prinzipiengeleiteter Therapien siehe Caspar & Grawe 1996 und Fiedler 1997).

- *Coaching*
  In den letzten Jahren ist ein wachsendes Interesse an verschiedenen Formen des „Coaching"

oder „individuellen Trainings" zu verzeichnen. Dies ist auch auf die Entwicklungen in Bereichen von Wirtschaft und Management zurückzuführen, in denen individuelle „Berater" in Anspruch genommen werden.

Auch ein Mensch mit ADHS, der seine Symptomatik zwar nicht als krankheitswertig einstuft, der aber dennoch Hilfsmöglichkeiten sucht, um z. B. seine beruflichen Entfaltungsmöglichkeiten zu verbessern, kann sich für die Aufnahme eines Einzel-Coaching entscheiden.

Module der vorgestellten Gruppentherapie können dabei als störungsspezifische Anknüpfungspunkte bei der Aufnahme eines Einzel-Coachings dienen. Mit den Modulen können individuelle Problemanalysen durchgeführt werden und Ziele sowie Ausmaß und Indikatoren für Erfolg in der Vorbereitungsphase festgelegt werden. Damit ist es möglich, individuelle Zielsetzungen festzulegen und mit Hilfe der vorgelegten Materialien zu bearbeiten.

4.6 Bisherige Ergebnisse

4.6.1 Erstmalige Anwendung

Um die Anwendbarkeit in der Praxis von Beginn an zu überprüfen, wurde die Therapie zunächst Patienten mit der Einschlussdiagnose ADHS angeboten, ohne dass Ausschlusskriterien berücksichtigt wurden. Dabei wurde ersichtlich, dass bei Patienten mit ADHS und Intelligenzminderung bzw. mit schweren komorbiden Teilleistungsstörungen (z. B. Legasthenie) Modifikationen notwendig sind, um Überforderungen insbesondere beim Erstellen von Verhaltensanalysen im Selbstmanagement zu vermeiden.

Patienten mit komorbiden manischen oder schizophreniformen Syndromen können nach diesen Erfahrungen wenig vom Therapieangebot profitieren und machen zudem für die Therapeuten das Gestalten einer positiven störungsspezifischen Gruppen-Kohärenz schwierig.

Auf Grund der zum Teil ausgeprägten – meist positiven – Effekte von Stimulanzien sollte die Aufdosierungsphase möglichst vor Beginn der Psychotherapie abgeschlossen sein, um eine Konzentration der Teilnehmer auf die Übungen und Hausaufgaben zu erleichtern.

Aktuelle Substanz-Abhängigkeit war in der Testphase der beste Prädiktor für Therapieabbrüche. Nüchternheit sollte daher notwendige Voraussetzung für die Teilnahme sein, bei Substanz-Abhängigkeit eine vorherige Entgiftung zur Teilnahmebedingung gemacht werden.

4.6.2 Der kontrollierte klinische Versuch

Die Wirksamkeit des vorgestellten Therapieablaufes im Gruppendesign wurde in einer Pilotstudie getestet und überprüft (Hesslinger et al. 2002b).

Insgesamt erhielt die Psychotherapie von den Teilnehmern im Mittelwert die Schulnote 1,4 (Range 1–3). In der Behandlungsgruppe gab es keinen Therapieabbruch. Die Medikation wurde zwischen den Messzeitpunkten nicht signifikant verändert. In der Evaluation wurde die Behandlung von den Teilnehmern als störungsspezifisch für ADHS und als wirksam eingeschätzt. Am häufigsten wurden bisher als wirksame Faktoren die Gruppensituation, die Informationsvermittlung und das Einüben von störungsrelevanten Fertigkeiten genannt. Die Therapiezufriedenheit der Teilnehmer fasst Abbildung 5 zusammen.

4.7 Weitere Entwicklung

Nach den Ergebnissen der Phase II und III wurde die vorgestellte symptomorientierte, strukturierte Psychotherapie der ADHS im Erwachsenenalter von den Teilnehmern als wirksam eingeschätzt.

Eine abschließende Bewertung der Effektivität des Verfahrens wird aber erst nach der Phase V (randomisierte Studie) möglich sein. Die Veröffentlichung dieses Buches erfolgt – entgegen der ursprünglichen Planung – bereits vor den Ergebnissen dieser Phase V. Im Rahmen von Vorträgen und Workshops, die die Autoren zum Thema „ADHS bei Erwachsenen" im deutschsprachigen Raum gehalten haben, war die Nachfrage nach Materialien zu diesem Thema so groß, dass die ursprünglich beabsichtigte Reihenfolge des Vorgehens verändert wurde. Der Transfer des Verfahrens in den psychotherapeutischen Alltag erscheint nach den bisherigen Erfahrungen möglich zu sein.

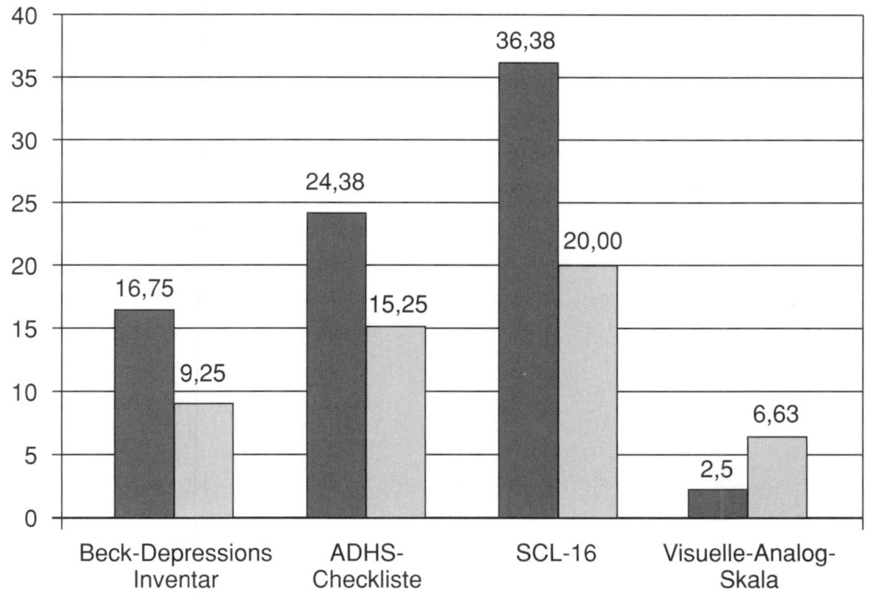

- Zahlen über den Balken = Mittelwerte
- Beck Depressions Inventar (p = 0.05; Effektstärke (ES) = 0,99)
- ADHS-Checkliste nach DSM-IV (p = 0.01; ES = 2,22)
- SCL-16 = 16 Items der Symptom-Check-Liste SCL-90-R (p = 0.02; ES = 1,35)
- Visuelle Analog Skala (0 = sehr schlecht, 10 = sehr gut) (p = 0.01; ES = 2,09)
- Signifikanz: nicht parametrischer Wilcoxon-Test

Abbildung 4: Veränderungen in den psychometrischen Skalen einer Behandlungsgruppe (n = 8) vor und nach Psychotherapie (dunkelgrau = prae, hellgrau = post) (modifiziert nach Hesslinger et al. 2002b)

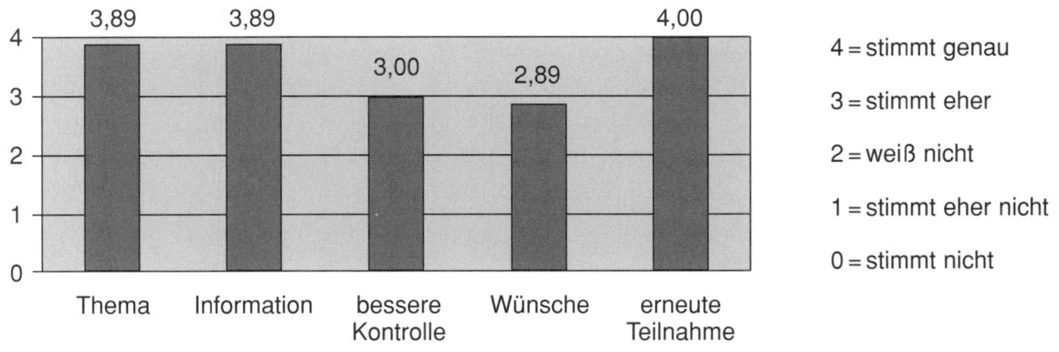

- Thema = Die Psychotherapie hat sich gezielt mit ADHS beschäftigt
- Information = Ich bin jetzt besser über ADHS informiert
- Bessere Kontrolle = Ich kann ADHS jetzt besser kontrollieren
- Wünsche = Ich konnte eigene Wünsche in die Therapie einbringen
- Erneute Teilnahme = Ich würde an dieser Psychotherapie erneut teilnehmen

Abbildung 5: Therapiezufriedenheit der Teilnehmer einer Behandlungsgruppe (n = 8) im Selbstrating

Stevenson und Kollegen haben 2002 ein inhaltlich ähnliches, weil gleichfalls sehr symptomorientiertes Behandlungskonzept für erwachsene Patienten mit ADHS evaluiert und vorgestellt (Stevenson et al. 2002). Strukturell wird in diesem Programm („cognitive remediation programme") in acht zweistündigen, wöchentlichen Sitzungen mit dem Prinzip des Coaching, einem Arbeitsbuch und intensiven Übungen gearbeitet.

Die in den beiden Publikationen bezüglich der ADHS-Symptomatik beschriebenen Effektstärken (Hesslinger et al. 2002b, Stevenson et al. 2002) legen eine gute Wirksamkeit nahe. Sie sollten aber auf Grund der kleinen Fallzahlen vorerst zurückhaltend als ein Hinweis auf eine wohl gute Wirksamkeit störungsspezifischer psychotherapeutischer Verfahren bei ADHS im Erwachsenenalter betrachtet werden (insgesamt nur n = 30).

In pharmakologischen Studien wurden hingegen schon mehrere hundert erwachsene Patienten mit ADHS untersucht (Wilens et al. 2002b). Angaben zu Inhalt und Dauer nicht medikamentöser Maßnahmen fehlen in den pharmakologischen Untersuchungen jedoch meist.

Daher ist mangels entsprechender Untersuchungen im Erwachsenenalter noch wenig über die Differenzialindikation und die jeweilige Wirksamkeit von psychotherapeutischen und medikamentösen Therapien im Vergleich und in Kombination bekannt.

Auf der nächsten Seite werden in einem Flussdiagramm die Abläufe von der Zuweisung zur diagnostischen Abklärung einer ADHS bis zur Indikationsstellung der Psychotherapie zusammengefasst vorgestellt:

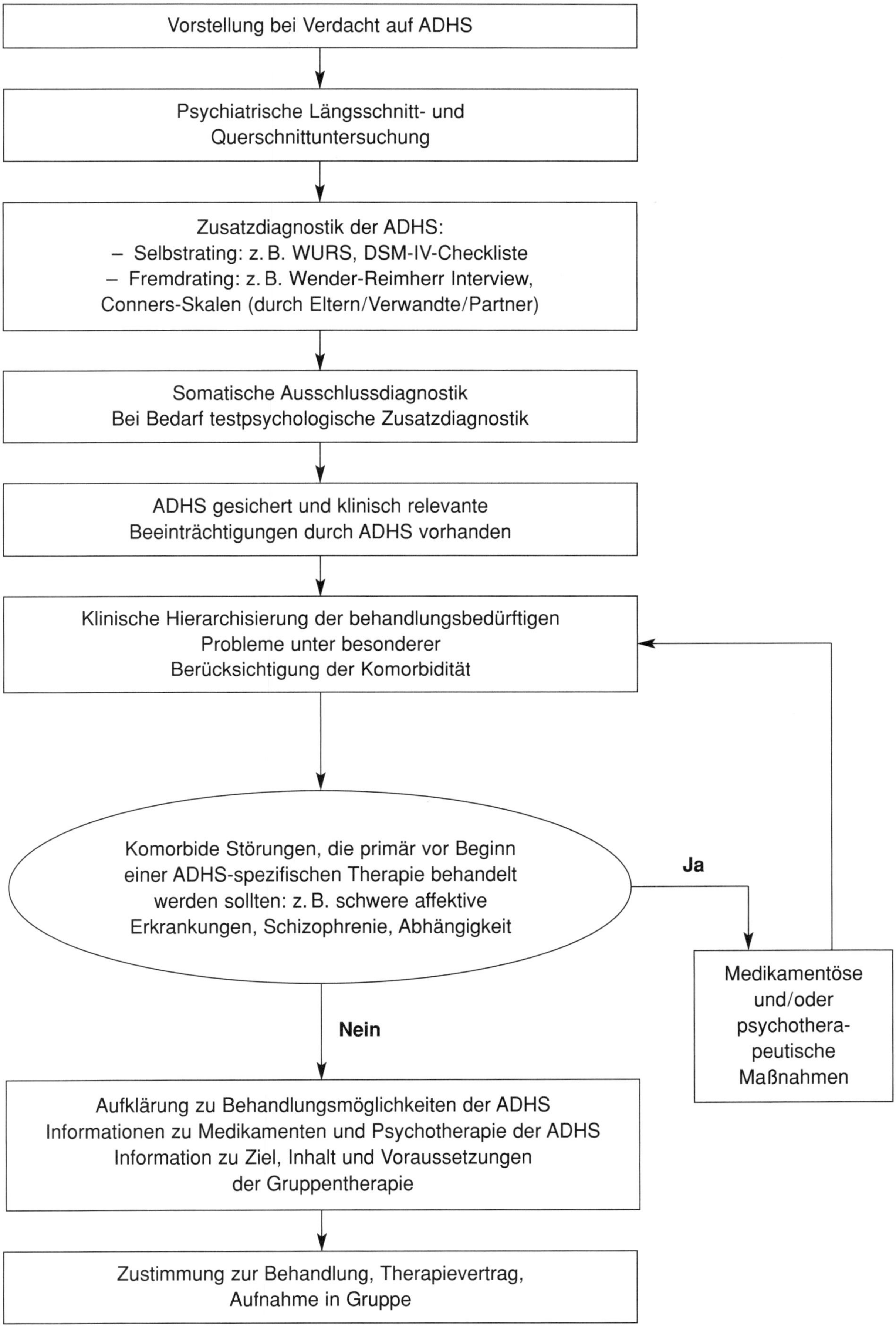
Vorstellung bei Verdacht auf ADHS
Psychiatrische Längsschnitt- und Querschnittuntersuchung
Zusatzdiagnostik der ADHS:
– Selbstrating: z. B. WURS, DSM-IV-Checkliste
– Fremdrating: z. B. Wender-Reimherr Interview, Conners-Skalen (durch Eltern/Verwandte/Partner)
Somatische Ausschlussdiagnostik
Bei Bedarf testpsychologische Zusatzdiagnostik
ADHS gesichert und klinisch relevante Beeinträchtigungen durch ADHS vorhanden
Klinische Hierarchisierung der behandlungsbedürftigen Probleme unter besonderer Berücksichtigung der Komorbidität
Komorbide Störungen, die primär vor Beginn einer ADHS-spezifischen Therapie behandelt werden sollten: z. B. schwere affektive Erkrankungen, Schizophrenie, Abhängigkeit
Ja
Medikamentöse und/oder psychotherapeutische Maßnahmen
Nein
Aufklärung zu Behandlungsmöglichkeiten der ADHS
Informationen zu Medikamenten und Psychotherapie der ADHS
Information zu Ziel, Inhalt und Voraussetzungen der Gruppentherapie
Zustimmung zur Behandlung, Therapievertrag, Aufnahme in Gruppe

Kapitel 5

Die Bausteine der Psychotherapie

5.1 Sitzung I: „Vorstellung/ Vereinbarung/Klärung“

5.1.1 Ziele

Erwachsene mit ADHS, die nach Therapiemöglichkeiten suchen, haben oft starken Leidensdruck. Ihre Selbstachtung ist meist gering, ihre Stimmung oft gedrückt. Wichtigstes Ziel der ersten Sitzung ist es daher, *Hoffnung* auf Veränderung zu vermitteln („Erwartungsinduktion“) aber auch *Lust* auf die weitere Therapie zu machen.

ADHS soll als eine neurobiologische Variante der Gehirnentwicklung vorgestellt werden. Anhand der Diagnosekriterien (s. Kap. 2 sowie Materialien) können sich die Teilnehmer einerseits ihre gemeinsamen Schwierigkeiten, andererseits die individuellen Unterschiede vor Augen führen („nicht alle mit ADHS sind gleich“).

Es erfolgt die Orientierung auf das oberste Therapieziel („ADHS zu kontrollieren“). Dafür ist es notwendig, dass die Teilnehmer bessere Selbstbeobachter werden.

Die Gruppe wird als eine *Arbeitsgemeinschaft „Gleichgesinnter“* definiert, die sich zumindest für die Therapiedauer gegenseitig bei der Hilfe zu Selbsthilfe unterstützen. Jeder kann dabei aktiv seine Vorschläge einbringen. Wenn die Therapeuten etwas nicht wissen, sagen sie es auch und fragen die anderen Teilnehmer nach ihrer Meinung.

Einige wenige, aber notwendige Regeln werden gemeinsam vereinbart. Wer z. B. zur Schweigepflicht und zur Zieldefinition nicht seine Zustimmung geben kann, kann nicht teilnehmen. Unter MI/33 ist eine Vorlage für eine Therapievereinbarung zu finden. Gegebenenfalls kann ein instituts- bzw. praxiseigener Therapievertrag verwendet oder entworfen werden.

Folgende Punkte sollten im Laufe der 1. Sitzung besprochen werden, die Reihenfolge ergibt sich aus der Diskussion:

1. *Vorstellung* der Therapeuten und Teilnehmer: Name, Ausbildung, Beruf, Familienstand, „seit wann habe ich die Diagnose ADHS?“, „wie bin ich hier gelandet?“
2. Notwendige *Vereinbarung* wird getroffen: *Schweigepflicht* gilt für Therapeuten und Teilnehmer bezüglich allen Informationen über andere Personen, während und nach der Therapie (Die Schweigepflicht wurde zwar bereits schriftlich vereinbart, die nochmalige mündliche Vereinbarung dient der Bestätigung und gegenseitigen Versicherung)
3. Besprechung des *Ablaufes der Sitzungen*:
   - Dauer der einzelnen Sitzungen, Dauer der gesamten Therapie, Pausen wegen Urlaub oder Feiertagen
   - Einführung von neuen Inhalten erfolgt mit schriftlichen Materialien
   - Nachbesprechung der „Hausaufgaben = Übungen“ erfolgt am Anfang jeder Sitzung; Probleme mit Hausaufgaben in der Schule thematisieren: was hat damals geholfen, Hausaufgaben zu machen, was wird jetzt helfen, Hausaufgaben zu machen?
   - Nachbesprechung der Sitzungen erfolgt jeweils am Ende: Verbesserungsvorschläge und Änderungswünsche?
4. Es besteht die *Möglichkeit jederzeit Verbesserungsvorschläge* einzureichen: Direkt in und nach der Gruppe, Telefon, E-Mail oder schriftlich (Telefonnummern und E-Mail-Anschriften ausgehändigt?)
5. Sinn der *Therapie-Evaluation:* Kontinuierliche Optimierung der Behandlung
6. Umgang mit *unentschuldigtem Fehlen und Unpünktlichkeit* (= therapiegefährdendes Verhalten): Verhaltensanalysen schreiben „bis es klappt“; Vereinbarung: Zweimal unentschuldigt nacheinander gefehlt = Ende der Teilnahme
7. *Angebot zusätzlicher Einzelsitzungen/Telefonkontakte* je nach Absprache und Ressourcen
8. *Einführung in ADHS* (siehe Materialien, anwendbar je nach Gruppenzusammensetzung,

individuellen Vorkenntnissen und Zeiteinteilung; entweder als Folien zu zeigen und/oder als Arbeitsmaterialien austeilbar): Was sind die Symptome; wie wird die Diagnose gestellt; Häufigkeit; Verlauf von der Kindheit ins Erwachsenenalter; Behandlungsmöglichkeiten von ADHS: was ist bekannt, was nicht.

9. *Zieldefinition:* Ziel ist es, ADHS zu kontrollieren statt durch ADHS kontrolliert zu werden.

10. *Klärung* der weiteren Teilnahme am Ende der ersten Sitzung, Erwartungen und Vorbehalte ansprechen und diskutieren

5.1.2 Materialien

MI/1

Begriffe

- **Hyperkinetische Störung (HKS)**
- **Aufmerksamkeitsdefizit-Hyperaktivitätsstörung (ADHS)**
- **Aufmerksamkeitsdefizitstörung (ADS)**

MI/2

Zur Geschichte

- Erstbeschreibung der Symptomatik in einem medizinischen Journal (Lancet):
„The Culostian lectures on some abnormal psychical conditions in children." (G. F. Still, 1902).
- Erstbeschreibung einer Amphetaminbehandlung:
„The behavior of children receiving Benzedrine[1]"
(C. Bradley, 1937).

1 Benzedrine = D + L-Amphetaminsulfat

MI/3

Früher häufige Lehrmeinung:

„ADHS wächst sich bis zum Erwachsenenalter aus."

MI/4

Heute:

Ungefähr 2 % aller Erwachsenen haben ADHS –
aber nicht alle sind deswegen behandlungsbedürftig.

MI/5

Seit wann kann bei Erwachsenen die Diagnose gestellt werden?

- Minimale cerebrale Dysfunktion (MCD)
- Psychoorganisches Syndrom (POS)
- ICD 9[1] (1978): Hyperkinetisches Syndrom (HKS) des Kindesalters
- DSM III[2] (1980): ADD und ADD-H und ADD Residual Type (= Erwachsene)
- DSM-IV (1994): „ADHD + ADD + Mischtyp“
- ICD-10 (1992): Diagnose HKS kann auch im Erwachsenenalter gestellt werden

Problem:
Weder im ICD-10 noch im DSM-IV gibt es spezifische Kriterien für Erwachsene.

1 International Classification of Diseases (ICD): Diagnoseschlüssel der Weltgesundheitsorganisation (WHO)
2 Diagnostic and Statistical Manual (DSM): Diagnoseschlüssel der American Psychiatric Association (APA)

MI/6

Diagnostik bei Erwachsenen

- Falls die Diagnose nicht schon im Kindesalter gestellt wurde
  → retrospektive Diagnose notwendig (wie war es im Kindergarten, in der Schule, etc.)
- Jahrzehntelanger Anpassungsprozess
- Fremdanamnese (z. B. Eltern) nicht immer erhältlich
- Schulzeugnisse („wäre mehr möglich gewesen“)
- Biografie („Abbruch und Neubeginn“ typisch)
- Familienanamnese („schwarze Schafe“?)

MI/7

Allgemeine Diagnosekriterien

- Dauer mindestens 6 Monate
- Beginn in der Kindheit
- Auswirkungen in mindestens 2 verschiedenen Lebensbereichen (z. B. Ausbildung, Familie, Beruf)
- Deutliche und klinisch relevante Beeinträchtigungen

MI/8

Wender-Utah-Kriterien der ADHS für Erwachsene

1. Aufmerksamkeitsstörung
2. Motorische Hyperaktivität (z. B. auch „Gefühl innerer Unruhe“)
3. Affektlabilität
4. Desorganisiertes Verhalten
5. Verminderte Affektkontrolle
6. Impulsivität
7. Emotionale Überreagibilität

Diagnose wenn:

→ 1. und 2. vorhanden und
→ zusätzlich mindestens 2 Kriterien aus 3. bis 7.

MI/9

Hyperaktiv-Impulsiver Typus „ADHS“
(nach DSM-IV)

- Zappeligkeit
- Steht häufig auf
- Herumrennen
- Kann sich nicht ruhig beschäftigen
- Auf Achse, getrieben
- Redet übermäßig viel
- Platzt mit Antworten heraus
- Kann nicht warten
- Unterbricht andere

Mindestens 6 von 9 Kriterien müssen zutreffen

MI/10

Unaufmerksamer Typus „ADS“
(nach DSM-IV)

- Aufmerksamkeitsdefizite, Flüchtigkeitsfehler
- Schwierigkeiten, die Aufmerksamkeit aufrecht zu erhalten
- Mangelndes Zuhören
- Bringt Dinge nicht zum Ende
- Desorganisiertheit
- Meidet längerdauernde geistige Tätigkeit
- Verliert Gegenstände
- Ablenkbarkeit
- Vergesslichkeit

Mindestens 6 von 9 Kriterien müssen zutreffen

MI/11

Häufig bei Erwachsenen:

Gleichzeitig Kriterien sowohl von ADHS als auch von ADS vorhanden

= Kombinierter oder Mischtypus
(nach DSM-IV)

MI/12

ADHS-Symptome im Erwachsenenalter

- Aufmerksamkeitsdefizite
- Innere Unruhe
- Vergesslichkeit
- Desorganisiertheit
- Impulsivität
- Stimmungsschwankungen
- Bleibt hinter den Möglichkeiten zurück
- Probleme mit Routine und Disziplin
- Arbeitslosigkeit
- Beziehungsabbrüche
- Komorbidität
  (z. B. Sucht, Depression, Angst, Persönlichkeitsstörungen)

- Ressourcen?

MI/13

ADHS-Symptome im Erwachsenenalter

• Defizite	• Energie • Neugier • Risikobereitschaft • Kreativität • Fantasie • Rasche Auffassungsgabe • Anpassungsfähigkeit • „Hyperfokussieren“

MI/14

Thom Hartmann:

„Farmer“ ←—— Normalverteilung ——→ **„Hunter“**

MI/15

Differenzialdiagnose der ADHS

Psychisch

- Sucht
- Persönlichkeitsstörung
- Affektive Störung
- Angststörung
- Tic (einschließlich Tourette)
- Teilleistungsstörung
- Schlafstörung
- „Blande Psychose"

Somatisch

- Schilddrüsenerkrankung
- Anfallsleiden
- Schädelhirntrauma
- Narkolepsie
- Schlaf-Apnoe
- Restless-Legs
- Medikamente inklusive Psychopharmaka und psychotrope Substanzen

MI/16

Zusatzuntersuchungen – nach Leitlinien

(Ebert et al. 2003)

- Fremdanamnese
- Internistischer und neurologischer Befund
- Schilddrüse & EEG
- Bei Hinweisen auf somatische Erkrankung weiterführende Diagnostik
  (wie z. B. MRT)
- Checklisten & Fragebögen
  (z. B. WURS, DSM-IV Checkliste, Conners- oder Brown-Skala)
- Testpsychologie
  Kann gegebenenfalls zur Sicherung der Diagnose beitragen, individuelle Diagnose auf Grund eines Testwertes nicht möglich

MI/17

Mögliche Konsequenzen und Kosten der ADHS

- Schlechtere Schulnoten
- Sitzenbleiben
- Schlechtere Schulabschlüsse
- Schlechtere Berufsaussichten
- Häufiger Arbeitslosigkeit
- Häufiger Sozial- und Erziehungsprogramme
- Häufiger Kinder vor dem 20. Lebensjahr
- Häufiger Scheidung
- Häufiger Suchterkrankungen mit allen Folgen
- Häufiger Kriminalität mit allen Folgen
- Gesundheit aller Familienmitglieder mitbetroffen
- Fehlzeiten am Arbeitsplatz

MI/18

Viele Menschen mit ADHS und ADS

können bei entsprechender

Stimulation und Motivation auch

„hyperfokussieren“

MI/19

Komorbidität: ADHS – und was noch?

Risiko erhöht für:

- Depression
- Kurze depressive Episoden
- Bipolare Störungen
- Angst
- Phobie (z. B. sozial)
- Sucht (jede Form)
- Zwänge
- „Persönlichkeitsstörungen“ (z. B. dissozial, selbstunsicher, „Borderline“)
- Lernstörungen (z. B. Legasthenie, Dyskalkulie)
- Tics
- Schlafstörungen (z. B. Restless-Legs-Syndrom)
- Allergien
- Unfälle

MI/20

Warum wird die Diagnose nicht immer gleich gestellt?

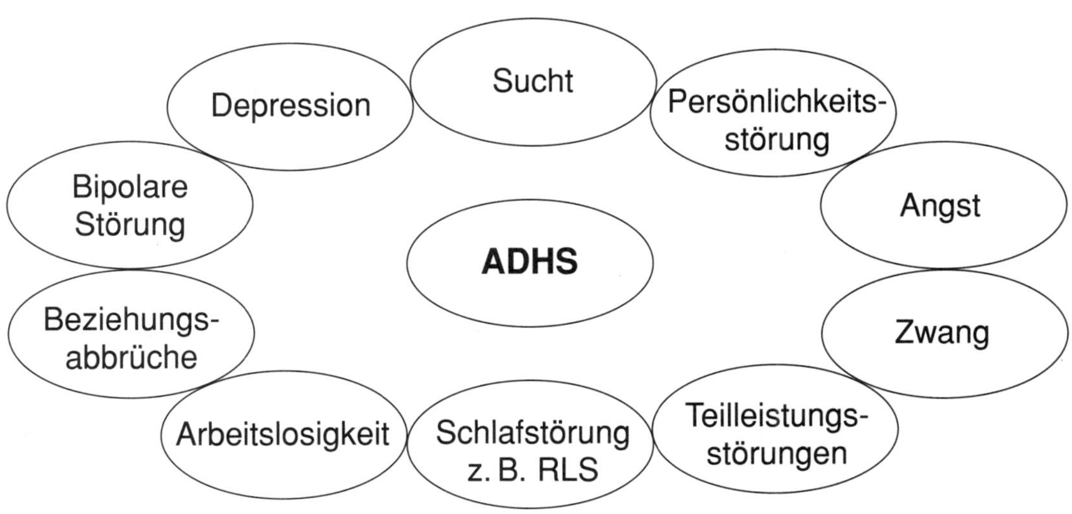

MI/21

Allgemeines zur Behandlung

- Ausdauersport stabilisiert die Stimmung und kann die Aufmerksamkeit verbessern
- Achtsamkeitsübungen können helfen (statt „Entspannung")
- Die Berufswahl ist wichtig
- Struktur statt „Chaos"
  (z. B. durch Terminplaner, Tafeln, Computer)
- „Coaching" kann helfen

MI/22

Multimodale Therapie – nach Leitlinien
(Ebert et al. 2003)

- Aus der Diagnose leitet sich noch keine Behandlungsnotwendigkeit ab
- Behandlung dann, wenn – eindeutig durch ADHS – in einem Lebensbereich ausgeprägte Störungen oder in mehreren Lebensbereichen Störungen oder krankheitswertige Sypmtome
- Medikation: 1. Wahl = Methylphenidat
- Psychotherapie: Störungsspezifische Elemente anwenden
- Kombination aus Medikation und Psychotherapie, Monotherapien sollten begründet werden
- Bei komorbiden Störungen richtet sich die Therapie immer auch auf diese
- Weitere Studien sind notwendig

MI/23

Medikation bei Erwachsenen mit ADHS

- Studien wurden durchgeführt mit Stimulanzien (wie z. B. Methylphenidat), Antidepressiva, Antihypertensiva, Aminosäuren, Nikotinpflaster, Lithium, etc.
- Probleme beim Vergleich der Studien: u. a. Unterschiede in Diagnosekriterien, Dosierungen, Komorbiditäten, Definitionen für „response“
- Keine Langzeitstudien (meist nur wenige Wochen)
- Kein Vergleich mit Psychotherapie
- Fazit: Stimulanzien wirken schneller als noradrenerg wirksame Antidepressiva, beide Substanzklassen wirken signifikant (Wilens et al. 2002b)
- Deutschsprachige Leitlinien (Ebert et al. 2003): 1. Wahl = Methylphenidat

MI/24

Medikamentöse Behandlung

- **Problem:**

  Bei ADHS ist im Erwachsenenalter in Deutschland bisher (Stand Ende 2003) noch kein Medikament zugelassen = „off-label-use“ (relevant z. B. für die Kostenübernahme durch die Krankenkasse)

- „off-label-use“ dann möglich wenn:
  - Schwere, behandlungsbedürftige Störung vorliegend
  - Kein anderes vergleichbares Medikament zugelassen
  - Nachgewiesene Wirkung

MI/25

Stimulanzien

- **Methylphenidat**

  „response“ (Ansprechen auf Behandlung) ~ 60–70 %

- **Unerwünschte Arzneimittelwirkungen (UAW):**
  - Appetitminderung
  - Schlafstörungen
  - Magen-Darm-Beschwerden

  Seltener:
  - Herzrasen, Bluthochdruck
  - Kopfschmerz
  - evtl. Tics (manchmal aber auch gebessert)
  - evtl. Krampfanfälle (Epilepsie manchmal aber auch gebessert)
  - Manie, Psychosen

MI/26

Warum Psychotherapie bei ADHS?

- Bei Erwachsenen mit ADHS stehen oft Komorbidität und psychosoziale Folgen im Vordergrund
- Es gibt Menschen mit ADHS, die keine Medikamente wollen
- Die Mehrzahl wünscht eine Behandlung, die über „Pillenverschreiben“ hinausgeht
- Bei vielen psychischen Erkrankungen ist die Kombination aus Medikamentation und Psychotherapie am effektivsten
- Leitlinien empfehlen eine multimodale Behandlung

MI/27

„Balance“

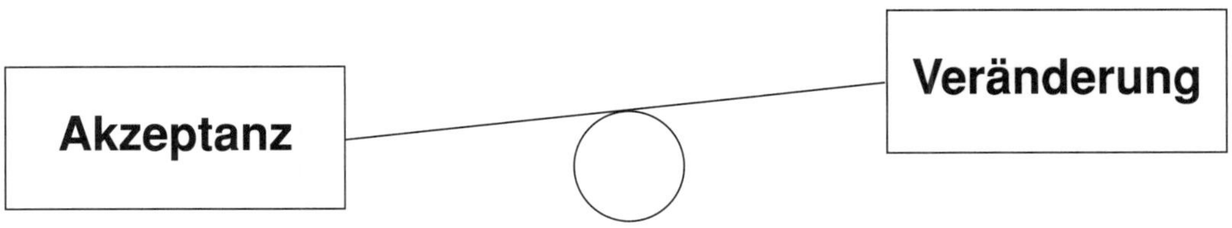

MI/28

Zusammenfassung

- ADHS hat im Erwachsenenalter eine hohe Komorbiditätsrate („und was noch?“)
- ADHS ist nicht gleich ADHS (verschiedene Subtypen)
- ADHS kann medikamentös und psychotherapeutisch behandelt werden
- Es hat nicht nur Nachteile ADHS zu haben (siehe „farmer and hunter“-Konzept von Thom Hartmann)

MI/29

Offene Fragen

- Zulassung der Medikamente bei Erwachsenen
- Vergleich der unterschiedlichen Medikamente
- Vergleich Psychotherapie gegen Medikamente
- Langzeiteffekte
- Behandlung der verschiedenen Subtypen (ADHS/ADS)
- Behandlung bei Komorbidität
- Kriterien für Erwachsene in ICD-10 und DSM-V

MI/30

Literatur und Kontakte

– eine kleine Auswahl –

- **Hallowell und Ratey:** Zwanghaft zerstreut (Rowohlt 1999) (Der „Klassiker“ für „Betroffene“ und deren Anghörige)
- **Hartmann:** ADD – Eine andere Art, die Welt zu sehen (Schmidt-Römhild 1997)
- **Krause und Krause:** ADHS im Erwachsenenalter (Schattauer 2002) Das erste deutschsprachige Lehrbuch zum Thema ADHS bei Erwachsenen
- **Brown:** Attention-Deficit Disorders and Comorbidities in Children, Adolescents and Adults (American Psychiatric Press 2000)
  Ein umfassender englischsprachiger Überblick zum Thema „ADHS – und was noch?“
- **Kontakte:** z. B. Bundesverband Aufmerksamkeit/Hyperaktivität e. V.
  Postfach 60
  91291 Forchheim
  BV-AH@t-online.de

MI/31

Übersicht zur Psychotherapie

- Gruppe mit 7–9 Teilnehmern
- Dauer: jeweils 2 Stunden
- Abstand: wöchentlich
- Hausaufgaben sind wesentlicher Teil der Behandlungsvereinbarung
- Informationen werden schriftlich ausgehändigt
- Angehörige (Familie, Lebenspartner) werden einbezogen
- Zusätzliche Einzelkontakte sind nach Absprache möglich

MI/32

Sitzungen	Inhalte
1. – Vorstellung – Vereinbarungen – Klärung	– Vorstellung der Teilnehmer – Terminabsprachen, Schweigepflicht, Entschuldigung bei Fehlterminen, Nüchternheit als Voraussetzung zur Teilnahme – Symptomatik und Diagnostik bei ADHS – Allgemeine Zieldefinition: ADHS zu kontrollieren – statt von ADHS kontrolliert zu werden
2. – Neurobiologie – Achtsamkeit I	– Information über Neurobiologie bei ADHS und dynamische Prozesse im ZNS – Einführung: Zen-buddhistisches Achtsamkeitstraining nach M. Linehan: 3 „Was-Fertigkeiten": Wahrnehmen, Beschreiben und Teilnehmen 3 „Wie-Fertigkeiten": Nicht wertend, konzentriert und wirkungsvoll
3. Achtsamkeit II	– Achtsamkeitsübungen trainieren und in Alltag integrieren lernen
4. Chaos und Kontrolle	– Definition: „Chaos ist, wenn ADHS mich kontrolliert, Kontrolle ist, wenn ich ADHS kontrolliere." – Zeitplanung, Organisationsplanung, Merkhilfen, Hilfestellungen, Umgebung
5. Verhaltensanalyse I	– Konzept: „Problemverhalten ist Verhalten, das ich ändern will" – Teilnehmer erlernen Verhaltensanalysen: Beschreibung des Problemverhaltens im Detail, typische Situationen, vorausgehende Bedingungen, kurz- und langfristige Konsequenzen, alternative Problemlösestrategien, vorbeugende Maßnahmen, Wiedergutmachung
6. Verhaltensanalyse II	– Ziel: Verhaltensanalysen in Eigenregie durchführen
7. Gefühlsregulation	– Einführung in Theorie der Gefühle: Primäremotionen, Signal- und Kommunikationscharakter von Emotionen, Beziehung von Emotionen zu Kognitionen, Körperwahrnehmungen und Verhalten – Übungen zur Emotionswahrnehmung und Emotionsregulation, häufiges Problem bei ADHS: Kontrolle von Wut und Ärger
8. – Depression – Medikamente bei ADHS	– Depression als häufige Komorbidität bei ADHS, Information über Symptome und Behandlungsmöglichkeiten bei Depression – Information über medikamentöse Behandlungsmöglichkeiten bei ADHS, Wirkungen und Nebenwirkungen, Erfahrungsaustausch
9. Impulskontrolle	– Verhaltensanalysen bezüglich Impulskontrollstörungen, kurz- und langfristige Konsequenzen von Impulsivität, typische Situationen, zielorientiertes Verhalten erlernen, „was macht die Zündschnur länger?"
10. Stressmanagement	– Zusammenhang von desorganisiertem Verhalten mit subjektivem Erleben von Stress, „Jonglieren mit zu vielen Bällen gleichzeitig" – Stress-Leistungs-Kurve, ressourcenorientiertes Stressmanagement, Sport
11. Sucht	– Süchtiges Verhalten als häufige Komorbidität bei ADHS/Drogenpsychosen – „Wonach bin ich süchtig?" (Alkohol, Tabak, Koffein, andere Substanzen, Sex, Sport, Internet, Hochrisiko-Verhalten, etc.), kurz- u. langfristige Konsequenzen – Indikationen für Alternativverhalten bzw. „Entzug oder Entwöhnung" ?
12. – Beziehungen – Selbstachtung	– Schriftliche Information der Angehörigen über ADHS und Therapie – Individuelle Termine mit Angehörigen auf Wunsch – Folgen von ADHS für Biografie, Beziehungen und das Selbstvertrauen – Vorteile durch ADHS gegenüber Menschen ohne ADHS
13. Rückblick und Ausblick	– Erfahrungsaustausch, Rückmeldung und Verbesserungsvorschläge – Mögliche Überführung in Selbsthilfegruppe – Abschied

MI/33

Therapievereinbarung

Für den Zeitraum der Gruppentherapie „ADHS im Erwachsenenalter“ stimme ich folgenden Vereinbarungen zu:

- Ich bin nicht Schuld daran ADHS zu haben, aber ich bin ab jetzt dafür verantwortlich, was ich daraus mache.
- Mein Ziel ist es, ADHS zu kontrollieren und nicht durch ADHS kontrolliert zu werden.
- Ich will lernen, zu den Sitzungen pünktlich zu erscheinen und mich bei Abwesenheit vorab zu entschuldigen.
- Mir ist bewusst, dass zweimaliges unentschuldigtes Fehlen in Folge den Ausschluss von der weiteren Teilnahme an dieser Gruppe zur Folge hat.
- Ich werde die Schweigepflicht betreffend alle Informationen über andere Teilnehmer der Gruppentherapie dauerhaft einhalten.
- Eine Teilnahme an den Gruppensitzungen unter dem Einfluss von Alkohol, Drogen oder nicht verordneten Medikamenten ist nicht möglich.
- Ich bin damit einverstanden, dass durch die in der Evaluation erhobenen, anonymisierten Daten die Wirksamkeit der Behandlung überprüft wird. Die anonymisierten Daten werden entsprechend den gesetzlichen Datenschutzbestimmungen nach der gesetzlichen Aufbewahrungsfrist vernichtet.

____________________	____________________
Datum, Ort	Unterschrift

5.2 Sitzung II: „Neurobiologie" und „Achtsamkeit I"

5.2.1 Ziele

5.2.1.1 Ziele der Sitzungshälfte „Neurobiologie"

Den Teilnehmern soll vermittelt werden: „ADHS ist eine neurobiologische Variante der Gehirnentwicklung. Ihr Gehirn ist nicht besser oder schlechter, es ist anders – dafür kann niemand etwas, keiner trägt die Schuld."

Hierzu sollen die bisher bekannten neurobiologischen Ursachen der ADHS vermittelt werden (s. Kap. 2.7).

Es soll aber auch erwähnt werden, dass es noch keine allgemein akzeptierte neurobiologische Theorie zur ADHS gibt, und dass nahezu täglich neue Mosaiksteinchen veröffentlicht werden. „Die Forschung befindet sich ständig im Fluss".

Aus der funktionellen Neuroanatomie soll danach abgeleitet werden, warum die Achtsamkeitsübungen und später die Verhaltensanalysen sinnvoll sind (und zwar sowohl für Menschen mit – als auch für Menschen ohne ADHS):

„Verhaltensanalysen trainieren das Frontalhirn. Achtsamkeitsübungen stärken durch regelmäßige und langfristige Anwendung die Verbindungen der verschiedenen Hirnregionen. Mit der Zeit wächst so ein „Innerer Beobachter" heran, der dann z. B. wichtige Kontrollfunktionen übernehmen kann."

Es soll verdeutlicht werden, dass das Gehirn wie ein Muskel trainiert werden kann; dass es zwar in der Kindheit und Jugend „leichter" lernt, aber dass es in jedem Alter neue „Kunststücke" lernen kann, in dem es sich neu organisiert, neue synaptische Verbindungen knüpft, etc. (Stichwort: „Neuronale Plastizität").

Als Materialien zur Anschauung der funktionellen Neuroanatomie bei ADHS können z. B. die Abbildungen MII/1 und MII/2 oder anatomische Tafeln verwendet werden. Mit Hilfe einer großen Tafel, eines Hirnmodells oder einer Computersimulation lassen sich die Strukturen gut erläutern.

Erklären Sie anhand von MII/1 orientierend je nach Ausbildungstand, Vorkenntnissen und Interessenlage der Teilnehmer die Funktionen der einzelnen Hirnregionen in Zusammenhang mit Befunden bei ADHS (s. Kapitel 2.7).

Stichpunkte zum Schaubild „Synapse" (MII/2):
- Für ADHS relevante Transmitter und Transporter (v. a. Dopamin, Noradrenalin)
- Wirkprinzipien von Psychopharmaka bei ADHS (Stimulanzien, noradrenerg wirksame Antidepressiva)

5.2.1.2 Ziele der Sitzungshälfte „Achtsamkeit"

Erleben und Verhalten werden durch 2 Anteile geprägt: *Denken und Fühlen.*

Denken findet vorwiegend in der *Gehirnrinde* (z. B. frontaler Kortex) statt und beinhaltet: Handlungsplanung, Handlungshemmung, Rationalität, Logik, Sorgfalt, Analyse.

Gefühl hat seinen Ursprung vorwiegend in den *„subkortikalen" Regionen* (z. B. limbisches System) und beinhaltet:

Sich „Spüren" (wie z. B. beim „Verliebt sein"; aber auch besonders bei ADHS: „Stimmungskarussell", „Hochs und Tiefs").

Wir sind uns einer Sache sicher, beherrschen eine Situation und haben die Kontrolle, wenn Denken und Fühlen Hand in Hand gehen. Das braucht viel Übung (wie z. B. Laufen lernen, Musikinstrument spielen, Tanzen, Autofahren).

Bei der Aufmerksamkeit sind eine Vielzahl von Hirnstrukturen beteiligt. Aufmerksamkeit ist ein komplexes Zusammenspiel von kortikalen Arealen und tiefergelegenen Hirnstrukturen. Neurobiologische Vorgänge bestimmen, wie gut dieses Zusammenspiel funktioniert.

Achtsamkeit
- Achtsam sein bedeutet, einen Zustand anzustreben, in dem es gelingt, Denken und Fühlen in Übereinstimmung zu bringen, intuitiv zu wissen.
- Achtsam sein bedeutet, Kontrolle zu bekommen, aber auch Loslassen zu erlernen.
- Achtsam sein bedeutet, die einzelnen Gehirnregionen gemeinsam an einer Aufgabe arbeiten zu lassen.

Achtsam sein kann gelernt werden:
Gedanken und Übungen zur inneren Achtsamkeit sind seit über tausend Jahren aus praktisch allen Kulturen überliefert. Sie sind nicht an eine Religion gebunden, auch wenn viele Religionen Achtsamkeit als Bestandteile ihrer Übungen haben. Am stärksten zum Einsatz kommt die Idee von der Wichtigkeit der inneren Achtsamkeit in verschiedenen indischen Religionen, dem chinesischen Taoismus und, fast in reiner Form, dem japanischen Zen-Buddhismus.

Ziel der inneren Achtsamkeit: Sich seiner Selbst gewahr werden
Und damit: Bewusst Kontrolle zu erleben über die eigenen Gedanken, Gefühle und Handlungen sowie körperliche Vorgänge und damit auch über die Situation, in der wir uns jeweils befinden.

Ziel der Übungen ist es, einen *„Inneren Beobachter"* zu trainieren, der von einer „Sattelitenposition" aus unser Denken und Fühlen sowie unsere Körperreaktionen und unser Verhalten registriert und damit Abstand und Kontrollmöglichkeiten aber auch bewusstes „Genießen" und „Spontaneität" ohne „Impulskontrollverluste" ermöglicht. Damit kann es mehr und mehr gelingen, das zu erlangen, was manche Menschen als „intuitives Wissen" oder „Wise Mind" bezeichnen. Dieses Wissen vermittelt zwischen Gefühl und Verstand.

(„Im Kopf weiß ich ja auch, aber …", „Diese Gefühle sind doch nicht logisch …").

Viele Menschen kennen dieses Intuitive Wissen z. B. in Situationen, in denen wir sehr lange um eine Entscheidung gerungen haben, bei der Denken und Fühlen vielleicht sogar im Widerspruch lagen und plötzlich *wissen,* welche Entscheidung die „richtige" ist. Gedanken und Gefühle *stimmen* dann für uns überein.

In dieser Sitzungshälfte sollen v. a. die 3 „Was-Fertigkeiten" der Achtsamkeit (siehe Arbeitsblatt MII–III/4) und die 3 „Wie-Fertigkeiten" der Achtsamkeit (siehe Arbeitsblatt MII–III/5) vermittelt und geübt werden.

Hausaufgabe dieser Stunde ist das Arbeitsblatt MII–III/7 (Ein- und weiterführende Literatur zum Thema Achtsamkeit siehe Literaturverzeichnis).

5.2.2.1 Materialien zur Sitzungshälfte „Neurobiologie“

MII/1

Gehirnstrukturen

Hier sind vereinfacht die verschiedenen Strukturen dargestellt.

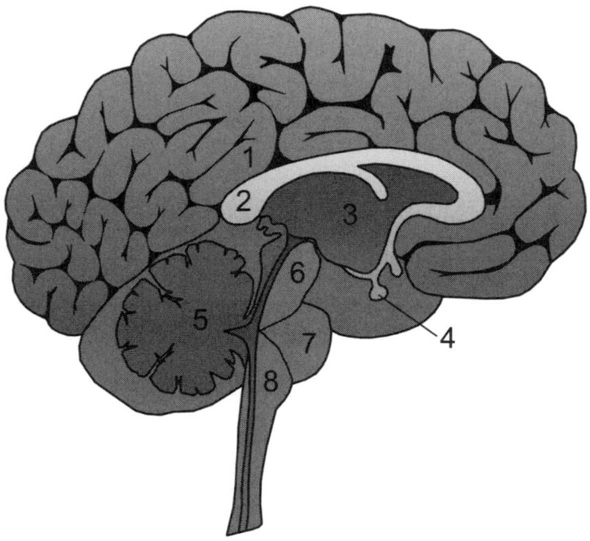

1. Großhirn (Cerebrum)
2. Balken (Cingulum)
3. Zwischenhirn (Diencephalon mit Thalamus und Hypothalamus)
4. Hirnanhangdrüse (Hypophyse)
5. Kleinhirn (Cerebellum)
6. Mittelhirn (Mesenephalon)
7. Brücke (Pons)
8. Verlängertes Mark (Medulla Oblongata)

MII/2

Aufbau und Funktion einer Synapse

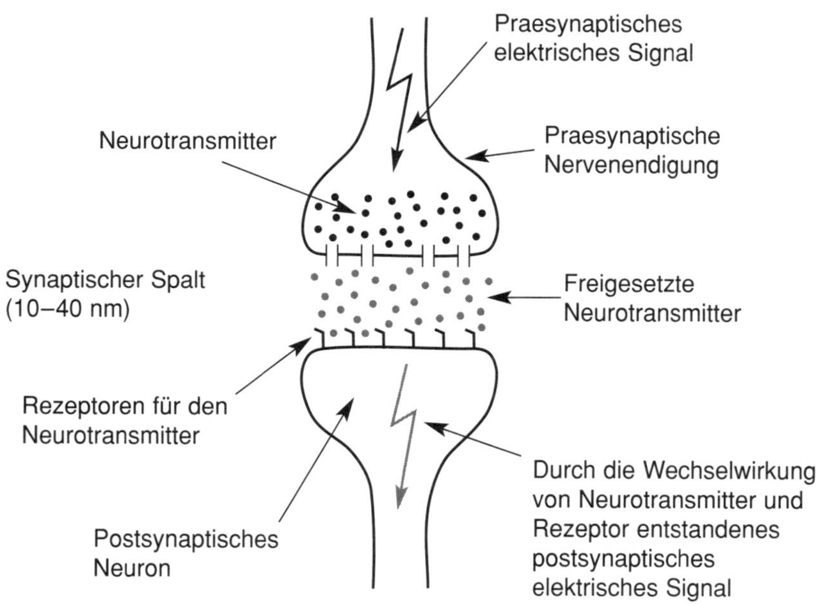

5.2.2.2 Materialien zur Sitzungshälfte „Achtsamkeit"

MII-III/1

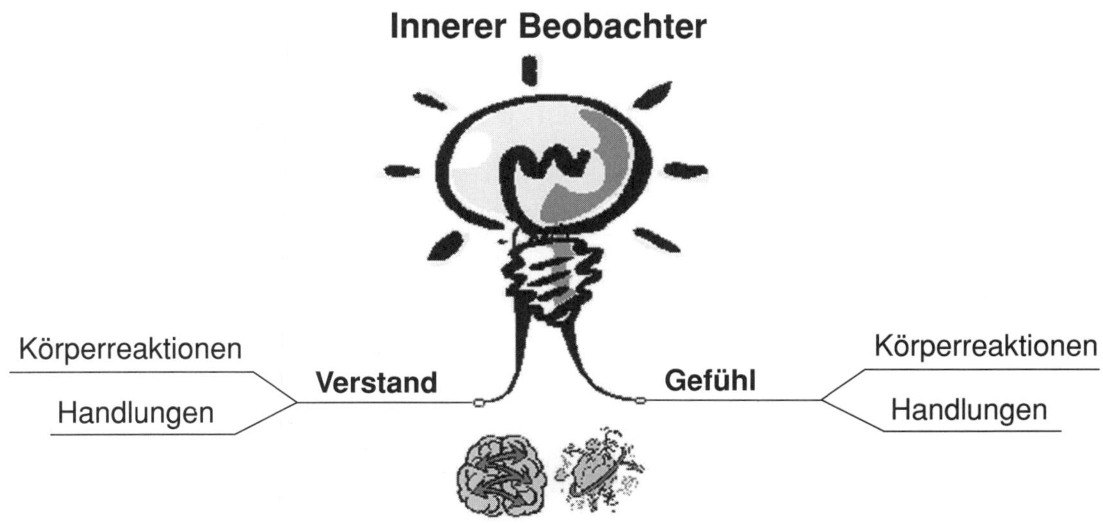

MII-III/2

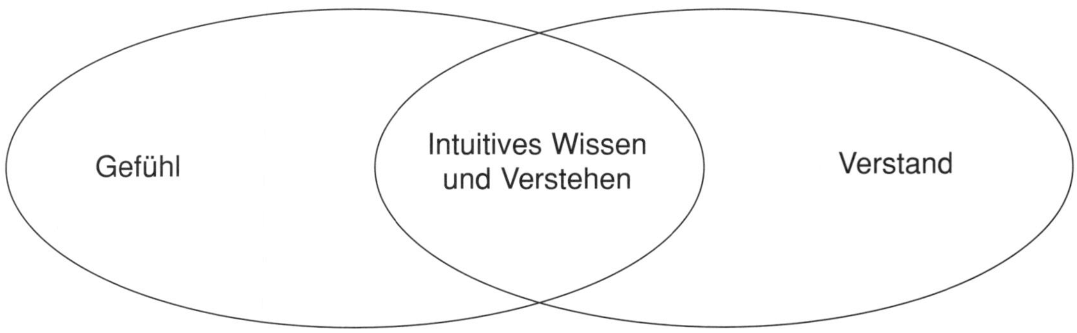

(modifiziert nach Linehan 1996)

MII-III/3

„Im Augenblick habe ich das Gefühl..."

„Im Augenblick habe ich den Gedanken"

aber auch:

„Ich bin nicht das Gefühl"

„Es gibt nicht nur diesen Gedanken"

MII-III/4

Das „Was-Training" der Achtsamkeit

(Was man trainieren kann)

Wahrnehmen
(mit einem oder mehreren der 5 Sinne: Sehen, Hören, Riechen, Fühlen, Schmecken)

- Genau darauf achten, was ich erlebe.
- Das Kommen und Gehen von Gedanken, Gefühlen und Körperempfindungen beobachten.
- Gedanken, Gefühle und Körperempfindungen beobachten wie sie sind, ohne sie zu verändern oder wegzuschieben.

Beschreiben

- Das Erlebte mit Worten zu beschreiben,
- Das Erlebte zu benennen
- Das Erleben in den drei Aspekten Denken, Fühlen, Körperempfindung zu beschreiben.

Teilnehmen

- „Eins zu werden", mit dem was ich gerade tue.
- Mein Handeln und Erleben zu erleben, ohne darüber nachzugrübeln oder über andere Dinge oder Möglichkeiten nachzudenken.

MII-III/5

Das „Wie-Training" der Achtsamkeit

(Wie man trainieren soll)

Um diese „Was-Fertigkeiten" zu üben, die so einfach klingen, aber oft ganz schön schwierig zu machen sind, ist es wichtig, bestimmte „Wie-Fertigkeiten" mit zu trainieren,

Konzentriert

- Nur mit einer Sache beschäftigen
- Nicht ablenken lassen
- Wenn Ablenkung: bemerken und wieder zur Aufgabe zurückkehren

Nicht bewertend

- Wahrnehmen ohne zu beurteilen.
- Auch unangenehme Gedanken, Gefühle, Körperwahrnehmungen nicht bewerten sondern erleben und „vorbeiziehen lassen".
- Wenn ich Bewertungen bemerke: Wahrnehmen oder beschreiben und auch „vorbeiziehen lassen".

Wirkungsvoll

- Das tun, was im Moment sinnvoll und notwendig ist.
- Darauf achten, was im Moment möglich ist.
- Etwas so tun, dass es funktionieren kann.
- Gedanken und Gefühle, die nicht hilfreich sind wahrnehmen und beschreiben und … ? – genau: „vorbeiziehen lassen".

MII-III/6

Das heißt: Üben

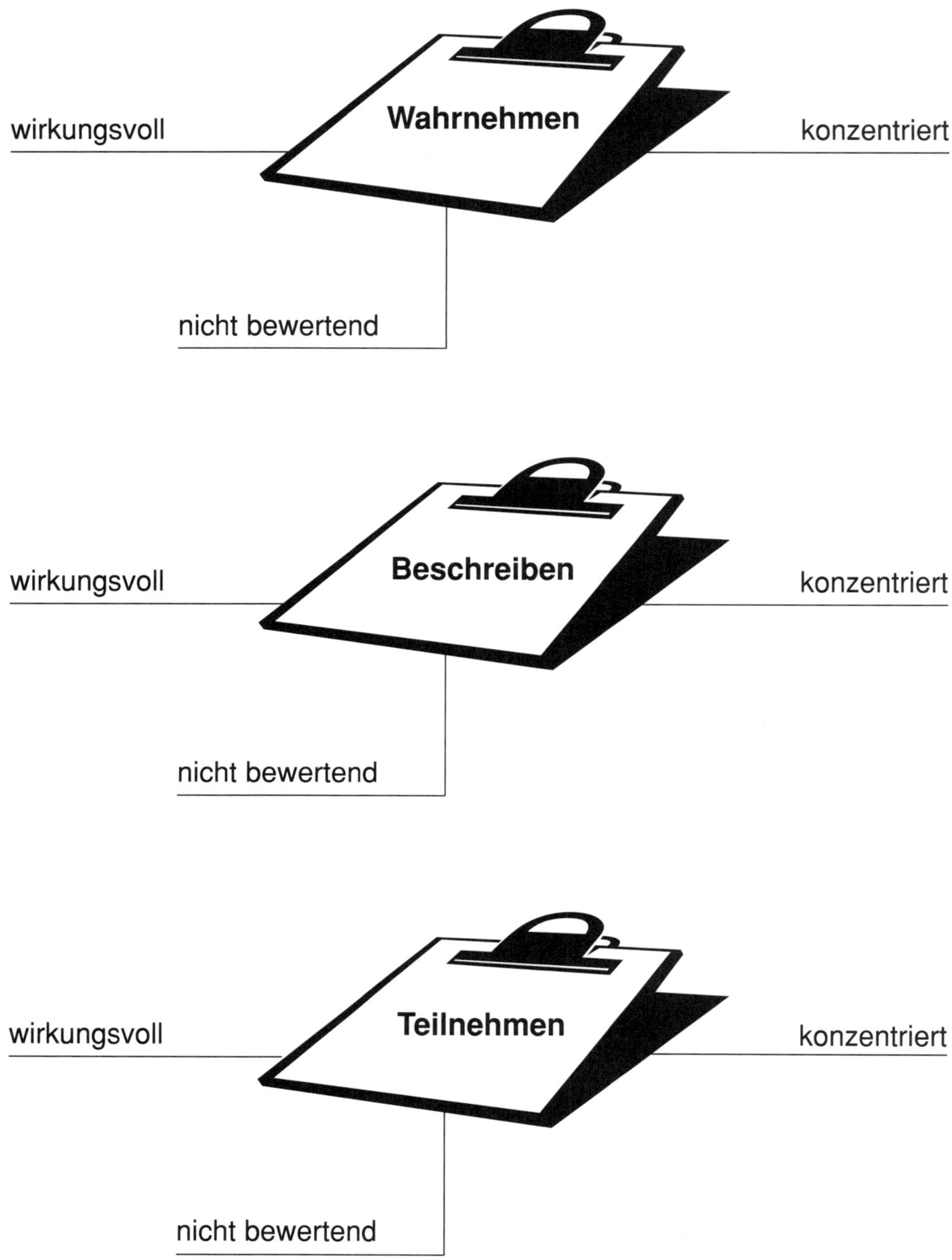

MII-III/7

Arbeitsblatt und Hausaufgabe

In der nächsten Woche:

2 x eine Übung zum Beschreiben (einer oder mehrere der 5 Sinne):

1) was gemacht
(z. B.: beliebiger Gegenstand (Blatt, Kugelschreiber, ...) wird zunächst mit einer Sinnesmodalität beschrieben)

2) was gemacht:

2 x eine Übung zum Wahrnehmen:

1) was gemacht:

2) was gemacht:

Eine Übung für bewusstes Teilnehmen:

was gemacht:

Erfahrungen, was war leichter, was war schwieriger:

Was ich in der Gruppe zu den Übungen fragen oder besprechen möchte:

5.3 Sitzung III: „Achtsamkeit II"

5.3.1 Ziele

Zuerst soll eine ausführliche Nachbesprechung erfolgen:
- Achtsamkeit geübt ?
- Bisherige Erfahrungen ?
- Wie ist es gelungen ?

Der Umgang mit Leistungsdruck soll thematisiert werden. Menschen mit ADHS fällt es oft schwer, Tätigkeiten durchzuführen, die regelmäßiges Üben erfordern und deren Sinn nicht sofort offensichtlich wird („das kann ich ja eh nicht", „wozu soll das überhaupt gut sein?").

Vermittelt werden sollte:

Achtsamkeitsübungen zahlen sich erst mittel- und langfristig aus. Menschen mit ADHS wollen aber meist rasche Erfolge sehen. Es können hierzu auch Beispiele aus dem Leben der Teilnehmer gesucht werden, bei denen sich Geduld und langes Üben am Ende ausgezahlt haben.

In dieser Sitzung soll der Erfahrungsaustausch im Vordergrund stehen, Vorbehalte und Bedenken sollen diskutiert werden. Neue Übungen zur Achtsamkeit können dann in der 2. Sitzungshälfte je nach persönlichen Vorlieben und Ideen der Therapeuten vorgestellt und „ausprobiert" werden.

Hausaufgabe: Achtsamkeit üben

5.4 Sitzung IV: „Chaos und Kontrolle"

Fallbeispiel:

Die 20-jährige Lehramtstudentin Frau W. stellt sich wegen „Gedächtnisproblemen" vor: Seit sie studiere, komme sie überhaupt nicht mehr zurecht. Sie fühle sich überfordert damit, sich zu Kursen und Praktika pünktlich anzumelden, den Stundenplan dann auch einzuhalten und Hausarbeiten pünktlich abzugeben. Einen Klausurtermin habe sie einfach vergessen. Morgen müsse sie eine Hausarbeit abgeben, die sie noch nicht einmal begonnen habe. Statt sich an die Arbeit zu machen, surfe sie stundenlang im Internet. In den Vorlesungen könne sie sich nicht konzentrieren, „drifte in Gedanken" immerzu ab. In der Schulzeit sei sie zwar auch eher unaufmerksam gewesen und habe oft Hausaufgaben nicht gemacht, sie wäre aber immer „irgendwie durchgekommen" und hätte schließlich sogar das Abitur durchschnittlich bestanden. Seit sie sich im Studium – anders als in der Schule – selbst strukturieren und organisieren müsse und nicht mehr bei ihren Eltern wohne, sei „alles aus dem Ruder gelaufen". Sie sei schon dabei zu überlegen, das Studium wieder „hinzuschmeißen" und stattdessen „etwas ganz anderes" zu machen.

In ihrer Ein-Zimmer-Wohnung herrsche das „reinste Chaos". Sie schaffe es einfach nicht, Ordnung zu halten. Da ihr diese Unordnung peinlich sei, lade sie niemanden mehr zu sich ein. Wenn sie sich „mal einen Termin aufschreibe", verlege sie den Zettel; dass sie dazu neige, Schlüssel und Geldbeutel zu verlegen, sei „sowieso typisch".

Eine umfassende diagnostische Abklärung ergab die Diagnose einer Aufmerksamkeitsdefizitstörung ohne Hyperaktivität.

5.4.1 Ziele

In dieser Sitzung werden Hilfsmittel und Möglichkeiten vorgestellt und diskutiert, durch deren Einsatz die Fähigkeiten verbessert werden können, sich zu strukturieren und das chaotische Element im Leben mit ADHS und ADS zu reduzieren. Einige Beispiele:

a) sichtbares Anbringen von Gedächtnisstützen (s. MIV/1, Punkt 1): Viele Menschen mit ADHS und ADS haben es als hilfreich erlebt, eine große Wandtafel im Ausgangsbereich der Wohnung neben der Türe (oder an der Innenseite der Toilettentüre) aufzuhängen, um darauf immer alle anstehenden Termine und Besorgungen sofort zu notieren, sobald sie auftauchen. Unterschiedliche Farben können dabei für unterschiedliche Dringlichkeit eingesetzt werden (s. MIV/1, Punkt 11). Vor jedem Verlassen der Wohnung (oder während jeder „Sitzung") können dann die Tafel und die hieraus entstehenden Konsequenzen „studiert" und geplant werden.

b) „Salamitaktik" (s. MIV/1, Punkt 12): Den Teilnehmern soll vermittelt werden, dass eine dicke, lange Salami nicht auf einmal längs oder quer in den Mund geschoben werden kann, um sie zu verspeisen. Ein guter Weg ist es, sie in viele dünne Scheiben zu schneiden, die dann einzeln und mit Genuss gegessen werden können (für Vegetarier kann als Beispiel eine Gurke herhalten).

An dieser Stelle können Hinweise auf die vielfältige Literatur aus dem „Zeit-“ und Selbst-Managementbereich gegeben werden. In der Gruppe kann dann diskutiert werden, welche ADHS-spezifischen Anpassungen bisher bekannter oder neuer Systeme notwendig sind.

Nach den bisherigen Erfahrungen kommt es in der Sitzung zu intensiven Diskussionen, spätestens wenn ein Teilnehmer z. B. einwirft: „Alles schon versucht und nichts hat funktioniert“. Oft können andere Teilnehmer – manchmal erst auf Nachfrage – dann von Erfolgserlebnissen durch das bewusste Antrainieren von „hilfreichen Kontrollzwängen“ und Ritualen berichten.

Bei Punkt 13 von MIV/1 („Wenn alles nicht funktioniert, stelle ich – wenn vielleicht auch nur vorübergehend – einen Coach ein, der mich dabei unterstützt, bestimmte Ziele zu erreichen.“) kann z. B. darauf hingewiesen werden, dass die Funktion des Coach von einer beliebigen Vertrauensperson übernommen werden kann. Sie entspricht der eines Trainers im Sport an der Außenlinie: Beraten, Taktik vermitteln, Anleiten, Anfeuern, Rückmeldung geben, Loben.

Als langfristiges Ziel wird definiert, durch Achtsamkeitsübungen und Verhaltensanalysen das „eigene Frontalhirn so zu trainieren“, dass es als Coach funktionieren kann.

5.4.2 Materialien

MIV/1

Arbeitsblatt zu Sitzung 4 „Chaos und Kontrolle“

Definition „Chaos“: „Chaos ist, wenn ADHS mit mir macht, was es will.“

Definition „Kontrolle“: „Kontrolle ist, wenn ich mit ADHS mache, was ich will.“

Welche Tricks wenden Sie bisher an, um Chaos zu reduzieren und Kontrolle zu maximieren?

1. Gedächtnisstützen sichtbar anbringen z. B. ______
2. Listen schreiben und abarbeiten z. B. ______
3. Zettelkästen z. B. ______
4. Terminkalender z. B. ______
5. Rituale z. B. ______
6. Pinnwände z. B. ______
7. Computer z. B. ______
8. Wecker z. B. ______
9. Stundenpläne z. B. ______
10. Wochenpläne/Monatspläne z. B. ______
11. Gestalten der Umwelt (Farben o. ä.) z. B. ______
12. „Salamitaktik“ z. B. ______

13: Ich suche mir einen „Coach“ ______

Anderes z. B. ______

Hausaufgabe:

Was werde ich davon bis zur nächsten Sitzung konsequent einsetzen?
Bei Schwierigkeiten beim Start oder in der Umsetzung – gleich welcher Art – helfen Verhaltensanalysen weiter!

5.5 Sitzungen V und VI: „Problemverhalten und Verhaltensanalyse“

5.5.1 Ziele

Verhaltensanalysen werden als zweites wichtiges Standbein neben den Achtsamkeitsübungen in die Psychotherapie eingeführt. Während in den Achtsamkeitsübungen eine Fokussierung auf den „Ist-Zustand“ geübt wird, sollen die Verhaltensanalysen den Weg vom „Ist-Zustand“ zum „Da-will-ich-hin-Zustand“ aufzeigen.

Das Prinzip der 2 Sitzungen: „See it, do it, teach it“. Zuerst können die Therapeuten ein beliebiges Beispiel einer Verhaltensanalyse vorstellen („see it“), dann üben die Teilnehmer anhand eines für sie typischen Problemverhaltens („do it“), danach sollen die Teilnehmer sich gegenseitig bei der Erstellung von Verhaltensanalysen unterstützen lernen („teach it“).

Als Hausaufgabe zwischen den Sitzungen sollen möglichst viele Verhaltensanalysen geschrieben werden, die dann in der Gruppe – eventuell nach Aufteilen in Klein-Gruppen – besprochen werden. Üben, Üben, Üben.

5.5.2 Materialien

MV-VI/1

Arbeitsblatt zu den Sitzungen V und VI „Verhaltensanalyse“

Umgang mit Problemverhalten:
Wir alle haben **„Probleme“**. Damit verbunden sind Ziele, die wir eigentlich erreichen wollen – aber bisher noch nicht erreichen konnten. Wenn wir diese Ziele erreichen wollen, müssen wir unser **„Problemverhalten“** ändern. Voraussetzung dafür ist eine **Verhaltensanalyse:**

Das bedeutet: Achtsam Betrachten was ist und was stattdessen werden soll. Verhaltensanalysen trainieren = Frontalhirn trainieren = den inneren Beobachter und Coach schulen!

Wie geht das? Zunächst die Situation und die eigenen Reaktionen darauf Wahrnehmen und Beschreiben, dann die Konsequenzen klären und dann das gewünschte Alternativverhalten immer wieder üben.

1. **Welches Problemverhalten möchten Sie ändern?**

   ____

2. **Klärung:**
   Will *ich* dieses Problem ändern? Ja ___ Nein ___ (wenn nicht ich, wer möchte es dann verändern?)

3. **Beschreiben Sie das Problemverhalten im Detail:**
   - Was genau tue ich?
   - Wer außer mir ist beteiligt?
   - Beschreiben Sie das Problemverhalten so genau, dass ein Schauspieler es im Film exakt nachspielen könnte.

4. **Vorausgehende Bedingungen:**
   - Welches Ereignis geht dem Problemverhalten voraus?
   - Was *tue* ich, *denke* ich, *fühle* ich und *stelle ich mir vor,* bevor ich mit dem Problemverhalten beginne?
   - Welche Körperempfindungen habe ich?
   - Wann beginnt das Problemverhalten?
   - Was von dem bisher Erwähnten ist nach meiner Meinung das Wichtigste?

5. Anfälligkeitsfaktoren:
- Welche Faktoren machen mich anfällig für das Problemverhalten (z. B. Hunger oder zuwenig Schlaf, Alkohol, Drogen, Stress, intensive Gefühle)?

6. Konsequenzen:
- Identifizieren Sie alles, was als Konsequenz aus dem Problemverhalten folgt (Gefühle, Gedanken, Körpersymptome, Verhalten).
- Wie ist dies kurzfristig?
- Wie ist dies langfristig?
- Wie reagieren andere Personen?
- Welche Folgen ergeben sich für mich und für andere?

7. Lösungsanalyse:
- Gehen Sie alles von 2. bis 6. noch einmal durch.
- Identifizieren Sie alle Punkte, an denen das Problemverhalten vermeidbar gewesen wäre.
- Welche Übung kann ich das nächste mal einsetzen, um das Problemverhalten zu vermeiden ?
- Was hat beim letzten Mal den Einsatz dieser Übung verhindert?
- Welche Art von Konsequenz auf das Problemverhalten kann mir beim nächsten Mal helfen, das Problemverhalten zu vermeiden?

8. Vorbeugung:
Wie kann ich meine Anfälligkeit für das Problemverhalten verringern?

9. Wiedergutmachung:
Welche Möglichkeit der Wiedergutmachung habe ich?

Übung zum nächsten Mal:
Schreiben Sie eine Verhaltensanalyse zu einem Problemverhalten Ihrer Wahl – und bringen Sie diese zur nächsten Sitzung mit.

5.6 Sitzung VII: „Gefühlsregulation"

Fallbeispiel:

Der 41-jährige Herr B. stellt sich ambulant vor. Gleich zu Anfang berichtet er, dass es eigentlich seine Frau gewesen sei, die ihn gedrängt hätte, sich in Behandlung zu begeben. Sie habe ihm andernfalls mit Trennung gedroht. Zusätzlich zu anderen seit Kindheit bestehenden Symptomen einer ADHS berichtet er vor allem Probleme im Bereich der Gefühlsregulation:

Er fühle sich „ständig unter Strom", von Kleinigkeiten sofort gestresst, seine Reaktionen empfinde er selbst oft als „übertrieben". Er könne jedoch nur schwer gegensteuern und sei seinen Wutausbrüchen ausgeliefert, was ihm angesichts der angedrohten Trennung auch Angst mache (Wender-Utah-Kriterium 7: Emotionale Übererregbarkeit). Er sei sehr launisch. Seine Stimmung könne sich innerhalb von Minuten ändern. Die Stimmung schlage dann um in Niedergeschlagenheit oder Gereiztheit (Wender-Utah-Kriterium 3: Affektlabilität). Manchmal sei für ihn kein Grund für diese Stimmungsschwankungen erkennbar, oft würden aber auch z. B. Bemerkungen seiner Frau über nicht erledigte Reparaturen ausreichen, und er könne „aus der Haut fahren". Heutzutage ziehe er sich stattdessen in solchen Zuständen über Stunden zurück. Seine Frau werte sein Verhalten dann als Desinteresse an der Familie und kritisiere ihn dafür. Dies führe dann immer wieder zu heftigen Wutausbrüchen mit Streitereien und lautstarken Auseinandersetzungen (Wender-Utah-Kriterium 5: Affektkontrolle). Zuletzt sei er kurz davor gewesen, seine Frau tätlich anzugreifen.

5.6.1 Ziele

In den Wender-Utah-Kriterien der ADHS im Erwachsenenalter wird (deutlicher noch als im DSM-IV oder in der ICD-10) den Störungen der Gefühlsregulation eine wesentliche diagnostische und damit klinische Bedeutung zugemessen. 3 von 7 Wender-Utah-Kriterien betreffen den Bereich „Gefühle":

- Kriterium 3: Affektlabilität
- Kriterium 5: Affektkontrolle
- Kriterium 7: Emotionale Überreagibilität

Diese Auffälligkeiten sind zudem mögliche Ursachen von nachfolgenden impulsiven und desorganisierten Verhaltensweisen (Kriterium 6 und 4 nach Wender).

Den Teilnehmern soll daher die ADHS auch als eine „affektive Störung" vermittelt werden, die mit raschen Wechseln und mit Schwierigkeiten der Kontrolle von Gefühlen einhergeht, und eben nicht nur aus Aufmerksamkeitsstörung und Hyperaktivität besteht.

In einer „kleinen Theorie der Gefühle" sollen im Informationsteil „Affekt" und „Emotion" definiert und die Funktion der Gefühle und ihre automatische Kopplung an Gedanken vorgestellt und diskutiert werden.

Dann sollen individuell für jeden Teilnehmer die körperlichen Reaktionen auf bestimmte Gefühlszustände erarbeitet werden, da viele Menschen mit ADHS über ihre Körperreaktionen schnell Rückschlüsse auf ihren Gefühlszustand ziehen können.

Die Kopplung an die entsprechenden Handlungsimpulse leitet dann schon über zum Bereich „Impulsivität" und den zugehörigen Konsequenzen (siehe Sitzung 9).

Nachfolgend sollen dann Übungen zur Gefühlsregulation vorgestellt werden.

Ziel der Sitzung ist, dass die Teilnehmer lernen, ihren aktuellen Gefühlszustand selbst „diagnostisch" einzuschätzen und die typischen individuellen Gefahren, die sich daraus entwickeln könnten, kennen (z. B. Aggression, Suchtverhalten, Beziehungsabbrüche). Mit den Übungen zur Gefühlsregulation können die Teilnehmer lernen, unerwünschten Gefühlen und dem zugehörigen Problemverhalten entgegenzusteuern. Am häufigsten wird dabei bei ADHS der Bereich „Kontrolle von Wut und Ärger" thematisiert. Aber auch „Langeweile" als Wahrnehmung von Unterstimulation, die bei Menschen mit ADHS bis zum Erleben von Bedrohung gehen kann, wird angesprochen.

Da depressive Zustände bei Menschen mit ADHS klinisch von so wichtiger Bedeutung sind, wird in der darauf folgenden Sitzung 8 im ersten Teil das Thema „Diagnostik und Therapie depressiver Erkrankungen" besprochen.

5.6.2 Materialien

MVII/1

„Kleine Theorie" der Gefühle:

- Definitionen: „Affekt" = aktuelle Stimmung, „Emotion" = länger dauernde Gestimmtheit
- Gefühle sind wahr!
- Gefühle helfen die Welt wahrzunehmen und starten Verhaltensprogramme
- Gefühle haben Signal – und Kommunikationscharakter (über Mimik und Gestik)
- Gefühle sind an Gedanken gekoppelt (Beispiele?)

Als **Primär-Affekte** werden weltweit in allen Kulturen schon bei Kleinkindern sich gleich äußernde Stimmungen bezeichnet: z. B. Wut, Angst, Liebe, Scham, Ekel, Trauer und Freude.

MVII/2

Gefühle werden von Körperreaktionen und Handlungsimpulsen begleitet:

	Körperreaktion	Zugehöriger Handlungsimpuls
Wut		
Angst		
Liebe		
Scham		
Ekel		
Trauer		
Freude		
Weitere?		

Treten gleichzeitig sich widerstrebende Gefühle auf, kann dies zu Handlungsblockaden führen.

Frage: Bedeutet Langeweile die Abwesenheit von Gefühlen?

MVII/3

Wie kann ich Gefühle kontrollieren? Übungen dazu:

- Nehmen Sie Ihre Gefühle wahr, beschreiben Sie, bewerten Sie nicht (Achtsamkeit)
- Denken Sie daran:
  „Ich habe jetzt das Gefühl – Ich bin nicht das Gefühl" (Distanzierung)
- Entscheiden Sie jetzt:
  „Möchte ich dem Handlungsimpuls gemäß (Plan A) oder anders (Plan B) handeln?"

Plan A: Gemäß dem Handlungsimpuls handeln:
z. B. das Gefühl mitteilen, mit seinen Konsequenzen durchleben

Plan B: Anders oder entgegengesetzt handeln:

1. Schreiben Sie eine Liste mit angenehmen Aktivitäten. Wenn ein Gefühl droht, Sie zu überwältigen: Was könnten Sie davon jetzt tun (Gegensteuern)?

3. Versuchen Sie sich – ohne Wehmut – an Zeiten zu erinnern, in denen Sie andere Gefühle hatten.

3. Handeln Sie entgegen dem Gefühl: Beispiele hierzu:
   - Tun Sie, wovor Sie Angst haben
   - Seien Sie nett zu denen, auf die Sie wütend sind

4. Verändern Sie den Augenblick, z. B. durch Fantasie, Kontaktaufnahme, Sport.

5. Anderes

Übungen zum nächsten Mal:

- Welche Gefühle hatte ich in 2–3 beispielhaften Situationen?
- Üben Sie Gefühlskontrolle in 2–3 Situationen

5.7 Sitzung VIII: „Depression“ und „Medikamente bei ADHS“

5.7.1 Ziele

5.7.1.1 Ziele der Sitzungshälfte „Depression“

Schon in Sitzung 7 wurde darauf hingewiesen, dass mehrere Diagnosekriterien der ADHS den Bereich der „Gefühle“ betreffen. Depressionen gehören zu den wichtigsten komorbiden Erkrankungen bei ADHS, deshalb wird dieser Teil der Sitzung dem Erkennen einer depressiven Symptomatik gewidmet und die Möglichkeiten der Depressionsbehandlung werden vorgestellt.

Ziel ist, dass die Teilnehmer erkennen lernen, wenn sie an einer Depression leiden und dann frühzeitig individuell hilfreiche und bewährte Maßnahmen ergreifen (wie z. B. Arzt aufsuchen, Kontakt mit Therapeuten aufnehmen, Hilfe einholen).

Zusätzlich können Patienteninformationen zum Thema Depression oder Bücher über Depression für Betroffene und Angehörige empfohlen werden, mit denen die Therapeuten im Falle von Rückfragen vertraut sein sollten.

5.7.1.2 Ziele der Sitzungshälfte „Medikamente bei ADHS“

Im Vordergrund dieses Teils von Sitzung 8 steht der Erfahrungsaustausch der Teilnehmer über die medikamentöse Behandlung von ADHS.

Wirkungen aber auch Nebenwirkungen von Medikamenten bei ADHS sollten ebenso wie die Notwendigkeit einer individuellen Dosisfindung und einer Wirklatenz thematisiert werden.

Oft wird dabei auch der häufige Ablauf der Behandlung mit Stimulanzien mit Euphorie zu Beginn („Einfach Klasse, eine neue Sicht der Welt, ich kann mich wirklich konzentrieren!“), über Ernüchterung deutlich („Warum erst jetzt? Was hätte ich damit erreichen können, wenn ich es vor 15 Jahren eingenommen hätte? Das Leben wird zwar ruhiger – aber auch langweiliger“), der dann idealerweise eine realistische Einschätzung folgt („hat Vor- und Nachteile“).

Ziel ist es, eine realistische Einschätzung der Möglichkeiten der medikamentösen Therapie bei ADHS vermittelt zu bekommen.

5.7.2 Materialien zur Sitzungshälfte „Depression"

MVIII/1

Arbeitsblatt zur Sitzung VIII: „Depression"

Menschen mit ADHS haben ein deutlich erhöhtes Risiko, an Depressionen zu erkranken. Deshalb sollten Sie über die Symptome und Behandlungsmöglichkeiten gut informiert sein.

Es gibt unterschiedliche Formen der Depression:

- leichte, mittelschwere und schwere Depressionen
- Depressionen bei manisch-depressiven („bipolaren") Erkrankungen
- einmalige oder wiederkehrende („rezidivierende" Depressionen)
- nur wenige Tage anhaltende, aber regelmäßig wiederkehrende Depressionen („recurrent brief depression"), sie sind besonders häufig bei ADHS
- saisonale Depressionen (immer zur gleichen Jahreszeit kommend)
- chronische Depressionen

- Anderes ______________________________

Eine Depression kann an folgenden Symptomen erkannt werden:

- Zunahme von Schlafstörungen (Ein- und/oder Durchschlafstörungen, Früherwachen)
- Zunahme von Konzentrationsstörungen (z. B. beim Lesen, beim Arbeiten)
- Traurigkeit, Niedergeschlagenheit, Gefühllosigkeit („alles egal") – aber auch Gereiztheit
- Antriebsverlust (z. B. kaum aus dem Bett kommen)
- Freudlosigkeit („nichts macht mehr Spaß")
- Ängste
- Pessimistische Zukunftsgedanken
- Grübeln
- Körperliche Beschwerden (z. B. Kopfschmerz, Rückenschmerz, Verdauungsprobleme)
- Appetitverlust oder Heißhunger (z. B. auf Süßigkeiten)
- Tagesschwankungen (z. B. Morgentief = Stimmung wird am Abend besser)
- Vermindertes Selbstvertrauen
- Sozialer Rückzug
- Todeswunsch, Suizidgedanken oder Suizidversuche
- Anderes ______________________________

Immer wenn mehrere dieser Beschwerden gleichzeitig bestehen, sollte an eine Depression gedacht werden. Depressionen können behandelt werden und bei wiederkehrenden Depressionen ist eine Vorbeugung möglich.

Wichtige Therapieverfahren sind z. B.:

- Ausdauertraining (z. B. regelmäßig 2–3x in der Woche Laufen oder Radfahren)
- Antidepressiva (bei ADHS sind v. a. noradrenerg wirksame Antidepressiva günstig)
- Psychotherapie
- Anderes (z. B. Stimmungsstabilisierer, Schlafentzugsverfahren, Elektrokrampftherapie)

5.8 Sitzung IX: „Impulskontrolle und Handlungsplanung“

Fallbeispiel:

Ein 26-jähriger Patient berichtet, dass er vor 2 Wochen ein Praktikum in einem Altenpflegeheim begonnen habe. Aber schon jetzt gäbe es wieder Ärger mit den Leuten dort. Die Stationsleitung habe ihm vorgeworfen, dass er in Teambesprechungen und Übergaben zu häufig dazwischen rede und die anderen nicht ausreden ließe. Er kenne das Problem. In seiner Wohngemeinschaft gäbe es deshalb auch häufiger Ärger. Er habe eben nicht die Geduld zu warten, bis er an der Reihe sei. Oftmals wisse er doch schon, was die anderen sagen werden. Es sei wie das Warten in einer langen Einkaufsschlange, auch das könne er kaum aushalten.

In solchen Konfliktsituationen sei er immer in Gefahr, unüberlegt zu handeln und gleich den ganzen Mist hinzuwerfen und zum Beispiel den Job zu kündigen, aus der WG auszuziehen oder eine Beziehung abzubrechen. Hinterher würden ihm solche Kurzschlussreaktionen dann oft leid tun.

5.8.1 Ziele

Impulsive Verhaltensweisen sind ein Diagnosekriterium der ADHS. Beispielsweise kann in zwischenmenschlichen Beziehungen Impulsivität sowohl in Partnerschaft als auch im Beruf erhebliche Konsequenzen haben. In Sitzung 9 sollen daher Methoden vermittelt werden, die *„die Zündschnur länger machen“*.

Hierzu sollen individuell für jeden Teilnehmer typische auslösende Situationen für impulsive Verhaltensweisen mit dem nachfolgenden Ablauf einer Verhaltenskette und mit der Unterscheidung in kurz- und langfristige Konsequenzen erarbeitet werden.

Ziel ist: Schwierige Situationen, die impulsives Verhalten wahrscheinlich machen, frühzeitig erkennen, dann *vor dem Handeln* zum Zwecke der Zielorientierung und Handlungsplanung *„das Frontalhirn einzuschalten“*.

Dabei kann auf die einleitenden Bemerkungen zur funktionellen Neurobiologie und auf die Erfahrungen in den Übungen der Sitzungen „Verhaltensanalyse“ zurückgegriffen und aufgebaut werden („Verhaltensanalysen sind Hanteltraining für das Frontalhirn“).

5.8.2 Materialien

MIX/1

Arbeitsblatt zur Sitzung IX: „Impulsivität und Handlungsplanung"

Auch jede impulsive Handlung kann als eine **Verhaltenskette** betrachtet werden:

Situation → Gedanken + Gefühle + Körperreaktionen

→ Zugehöriger Handlungsimpuls

→ Handlungsimpuls „ausleben" oder „nicht ausleben"

→ Konsequenzen kurz- und langfristig

Definition: Kontrollverlust = einem Handlungsimpuls nachgeben, der dann unerwünschte Konsequenzen hat.

Wenn ich die Kontrolle nicht verlieren will, sollte ich mir die Konsequenzen klarmachen, bevor ich dem Handlungsimpuls nachgebe. Wie geht das?

Gibt es typische Auslöser oder Situationen, in denen ich die Kontrolle verliere?

Beispiel:

Was denke ich, bevor ich die Kontrolle verliere?

____

____

____

____

____

____

____

____

Was fühle ich, bevor ich die Kontrolle verliere?

____

____

____

____

____

____

Was spüre ich körperlich, bevor ich die Kontrolle verliere?

____

____

____

____

____

____

Was ist der zugehörige Handlungsimpuls?

____

____

____

____

____

____

Was sind die Konsequenzen – kurzfristig und langfristig?

____

____

____

____

____

____

Was kann mir helfen, die Kontrolle zu behalten?

____

____

____

____

____

____

MIX/2

Zielorientierung und Handlungsplanung – wie geht das?

Zielorientierung

Nehmen Sie nochmals die Situation, in der Sie die Kontrolle verloren haben:

Was wollte ich eigentlich in dieser Situation – was war mein Ziel?

____
____
____
____
____

Was hat mich von meinem Ziel abgehalten?

____
____
____
____
____

Wie hätte ich dieses Ziel erreichen können?

____
____
____
____
____

Was bin ich bereit, für das Erreichen meines Zieles zu opfern?

____
____
____
____
____

MIX/3

Handlungsplanung

Wenn ich mein Ziel definiert habe, kann es hilfreich sein, den Weg dorthin schriftlich in kleine Schritte einzuteilen, und diese Schritte dann im Sinne der **„Salamitaktik“** abzuarbeiten.

Bei Schwierigkeiten auf diesem Weg empfiehlt sich eine schriftliche **Verhaltensanalyse.** Dabei kann ich mir auch Hilfe bei einem Ratgeber oder Coach meines Vertrauens einholen.

Verschiedene Ziele können auch konkurrieren – dann ist es wichtig **Prioritäten** zu setzen, und sich über die **Orientierung** klar zu werden. Wie geht das?

Was ist mir wie wichtig?

1. Orientierung auf das **Ziel** –

   „Welche Ergebnisse oder Veränderungen erhoffe ich mir?“

   „Was muss ich tun, um mein Ziel zu erreichen?“

2. Orientierung auf die **Beziehung** –

   „Wie soll die andere Person mir gegenüber empfinden, wenn die Begegnung vorüber ist?“

   „Was habe ich zu tun, um diese Beziehung aufzubauen oder aufrecht zu erhalten?“

3. Orientierung auf die **Selbstachtung** –

   „Wie möchte ich mich hinterher fühlen?“

   „Was habe ich zu tun, um mich so zu fühlen?“

5.9 Sitzung X: „Stress“

Fallbeispiel:

Die 45-jährige Frau K. berichtet, sie habe oft Kopfschmerzen und Magenbeschwerden und sei deswegen schon mehrfach bei verschiedenen Ärzten vorstellig geworden.

Im Rahmen einer Umschulungsmaßnahme sei sie seit vier Monaten als Schreibkraft in einem kleinen Unternehmen tätig. Die Arbeit sei interessant und die Kollegen seien nett. Sie sei für den Schriftverkehr zuständig und müsse Bestellungen von außen entgegennehmen. Eigentlich sei es „kein stressiger Job“, dennoch sei sie „permanent am Anschlag“ und fühle sich „ständig gestresst“.

Obwohl sie sich bemühe, im Umgang mit Kunden und Kollegen höflich zu sein und alles fristgerecht fertig zu stellen, sei es bereits zu Beschwerden gekommen, weil sie Bestellungen und Rechnungen „vertrödelt oder verschlampt“ habe. Ihr Vorgesetzter habe sie deshalb mehrmals ermahnt, zügiger und gründlicher zu arbeiten. An vorherigen Arbeitsplätzen seien die gleichen Probleme aufgetreten, sie habe deshalb Angst, auch diesen Arbeitsplatz zu verlieren.

Sie könne oft das Wichtige nicht vom Unwichtigen unterscheiden. Häufig unterbreche sie angefangene Tätigkeiten durch andere Aufgaben, die ihr ebenso wichtig erschienen, dadurch „verzettele“ sie sich. Durch unvorhergesehene zusätzliche Aufgaben, z. B. Nachfragen von Kunden, fühle sie sich schnell abgelenkt, belästigt und reagiere dann gereizt. Wenn drei Anrufe nacheinander eingingen, denke sie nur noch: „Was jetzt denn noch?“ und: „Das schaffe ich nie!“ In solchen Situationen reagiere sie auch körperlich sehr stark und habe häufig Kopfschmerz und „Magendruck“.

Andererseits gelinge es ihr auch nicht, an ruhigeren Arbeitstagen liegengebliebene Arbeit zu erledigen. Sie fühle sich dann müde und könne sich schlecht konzentrieren, so dass sie diese Zeiten dann oft „verbummele“, immer wieder Gründe finde, vom Arbeitsplatz aufzustehen, sich zu bewegen, und so die Arbeiten vor sich her zu schieben. Auch nach solchen Arbeitstagen fühle sie sich jedoch meist „ausgelaugt“ und überanstrengt.

Bei der weiteren Abklärung wurde die Diagnose einer ADHS gestellt.

5.9.1 Ziele

Im 7. Kriterium der Wender-Utah-Kriterien der ADHS im Erwachsenenalter wird aufgeführt: „Der Patient ist nicht in der Lage, adäquat mit alltäglichen *Stressoren* umzugehen, sondern reagiert überschießend oder ängstlich. Die Patienten beschreiben sich selbst häufig als schnell „belästigt“ oder *gestresst*.“

Nicht selten entsteht Stress in Zusammenhang mit ADHS entweder durch das „Jonglieren mit zu vielen Bällen gleichzeitig in der Luft“ oder durch das „Hinausschieben“ von ungeliebten Aktivitäten „bis zum letzten Drücker“ vor dem Termin.

Typische Methoden der Spannungsregulation bei Menschen mit ADHS sind z. B. impulsives oder süchtiges Verhalten oder sexuelle Aktivitäten.

Es werden daher Fertigkeiten benötigt, die akuten und chronischen „Stress“ reduzieren.

Ein hilfreicher Einstieg in das Thema „Stress“ kann es sein, gemeinsam mit den Teilnehmern z. B. an der Tafel die ∩-förmige „Aktivierungs (x-Achse)-Leistungs(y-Achse)-Kurve“ zu erarbeiten. Anhand dieses Schaubildes wird einsichtig, dass es optimale und weniger optimale Aktivierungsbereiche gibt (Menschen mit ADHS haben den Eindruck, dass ihre Kurve im Vergleich zu Kontrollpersonen deutlich steiler und enger verläuft und auch nach rechts verschoben ist).

Die Frage an die Teilnehmer ist dann: „Ist mir zu jedem Zeitpunkt klar, wo ich mich auf dieser Kurve befinde und wie ich meinen Zustand bei Bedarf verändern kann?“

Typische, für jeden Teilnehmer individuelle Situationen und Reaktionen sollen dann erarbeitet und ein Ressourcen-orientiertes Regulieren der

Aktivierung geübt werden („was hat sich früher schon bewährt?").

Bereits bewährte Achtsamkeitsübungen können ein wichtiges Element dieser Übungen sein, aber auch auf Elemente der Sitzung „Chaos und Kontrolle" kann hierfür zurückgegriffen werden.

Die Bedeutung von Sport zur Reduktion von chronischem und akutem Stress bei Menschen mit ADHS kann gar nicht hoch genug eingeschätzt werden und sollte in diesem Zusammenhang ausführlich diskutiert werden (z. B. Auswirkungen von Ausdauertraining auf kognitive Leistungen und Einsatz zur Stimmungsstabilisierung).

Hausaufgabe:

Was will ich 2 bis 3-mal pro Woche regelmäßig üben?

5.9.2 Materialien

MX/1

Arbeitsblatt zur Sitzung X: „Stress“

Zwischen Aktivierung und Leistung gibt es eine Beziehung in Form der ∩-förmigen Aktivierungs-Leistungs-Kurve. Das heißt, es gibt für jeden Menschen einen individuell optimalen Bereich auf dieser Kurve, der angestrebt werden kann.

Woran merke ich, dass ich gestresst bin?

Was sind für mich typische Stress-Situationen?

Was spüre ich dabei körperlich?

Was sind meine typische Gedanken, wenn ich gestresst bin?

Was sind meine typischen Gefühle, wenn ich gestresst bin?

Wie reagiere ich typischerweise auf Stress?

Was sind meine Methoden, akuten Stress zu regulieren (funktional/dysfunktional)?

Was sind meine Methoden, mit chronischem Stress umzugehen (funktional/dysfunktional)?

Was sind sinnvolle Methoden, akuten bzw. chronischen Stress langfristig zu vermeiden?

Was hält mich bisher davon ab, sinnvolle Methoden einzusetzen?

Für welche Bereiche brauche ich neue Methoden?

Was will ich ändern, was brauche ich dafür?

5.10 Sitzung XI: „Sucht“

Fallbeispiel:

Der 24-jährige Herr S. stellt sich vor, um abklären zu lassen, ob er ein „ADHS'ler“ sei. Im Internet sei er auf der Suche nach dem Begriff „Sexsüchtigkeit“ über den Begriff „Hyperaktivität gestolpert“ und habe bei der Beschreibung der ADHS gedacht, „da hat jemand meine Biografie geschrieben“. Seine Sorge: „Im Moment bin ich auf dem Weg, in jeder Hinsicht ein Junkie zu werden.“

Er berichtet, dass er sich seit seiner Schulzeit innerlich unruhig und getrieben fühle. Er habe immer einen starken Bewegungsdrang gehabt und sehr viel Sport betrieben, u. a. Laufen, Radfahren, Klettern und Fußball. Damals habe er nur gelegentlich am Wochenende mit Freunden „gekifft“. Nach einer schweren Sportverletzung (Kreuzbandriss beim Fußball) habe er dann mehrere Monate keinen Sport treiben können. In dieser Zeit habe er begonnen, vermehrt Alkohol zu trinken und unterschiedliche andere Drogen einzunehmen, u. a. regelmäßig Alkohol und Cannabis, seltener hingegen Ecstasy und Kokain. „Koks“ wirke „am besten“; damit fühle er sich zumindest zeitweise ruhiger, während seine „Kumpels“ damit eher „aufgedreht“ seien. Gleichzeitig sei er immer auf der Suche nach „Neuem“, nach dem „ultimativen Kick“. Er fahre schnell und riskant Auto und Motorrad. Wegen wiederholter Geschwindigkeitsüberschreitungen sei ihm aber aktuell der Führerschein entzogen worden. Außerdem sei er sexuell sehr aktiv, eigentlich „schon fast sexsüchtig“. Seine zahlreichen wechselnden sexuellen Kontakte, u. a. mit Internet-Bekanntschaften, seien mit einer festen Beziehung nicht vereinbar. Seine letzte Freundin, die er immer noch liebe, habe ihn deshalb vergangene Woche verlassen.

5.10.1 Ziele

Sucht gehört zu den häufigsten Komorbiditäten bei ADHS. In dieser Sitzung sollen die Kriterien von Abhängigkeit (nach ICD-10) vorgestellt werden, und die Teilnehmer für süchtiges Verhalten sowohl im Bereich „substanzgebundene Süchte“ als auch im Bereich „nicht substanzgebundene Süchte“ sensibilisiert werden.

Mögliche Gefährdungen werden aufgezeigt, Wege der Therapie (z. B. Entgiftung, Entwöhnung) und lokale Ansprechpartner und deren Kontaktmöglichkeiten werden vorgestellt (z. B. Selbsthilfegruppen, Beratungsstellen, Schwerpunktpraxen, Suchtambulanzen, stationäre Angebote).

5.10.2 Materialien

MXI/1

Abhängigkeit beinhaltet folgende Merkmale:

1. Starkes Verlangen:
   „ Es ist wie ein Zwang, ich brauche es unbedingt“

2. Kontrollverlust:
   „Wenn ich damit anfange, kann ich nicht mehr damit aufhören“

3. Entzug:
   „Wenn ich es nicht habe, werde ich unruhig, angespannt, nervös“

4. Toleranz:
   „Ich brauche immer mehr davon“

5. Einengung auf Konsum:
   „Alles andere wird mir zunehmend egal“

6. Schädliche Folgen:
   „Job weg, Führerschein weg, Partner weg – aber ich kann nicht aufhören“

Wenn innerhalb des letzten Jahres mindestens 3 dieser 6 Kriterien gleichzeitig vorhanden waren, liegt eine Abhängigkeit vor.

MXI/2

Arbeitsblatt zur Sitzung XI: „Sucht“

Wonach bin/war ich süchtig? In welchem Bereich könnte ich gefährdet sein?

Substanzgebundenes

- Koffein
- Alkohol
- Nikotin
- Cannabis
- Medikamente
- Kokain
- Heroin
- Ecstasy
- LSD
- Süßigkeiten
- Anderes:

Nicht Substanzgebundenes

- Arbeit
- Sport
- Aktivität
- Spiele
- Computer/Video/Fernsehen
- Sex
- Kaufen
- Stehlen
- Risikoverhalten (z. B. Motorradfahren, Klettern, ...)
- Anderes:

5.11 Sitzung XII: „Beziehungen/Selbstachtung“

5.11.1 Ziele

Bis zur Sitzung 12 haben – mit Zustimmung der Teilnehmer – die Angehörigen die schriftlichen Informationen über ADHS erhalten (s. Seite 95) und auf Wunsch wurden zusätzliche individuelle Termine mit den Teilnehmern und deren Angehörigen vereinbart, um eine Beziehungsanalyse zu erstellen und gegebenenfalls Empfehlungen auszusprechen.

In der Sitzung werden die Auswirkungen von ADHS thematisiert im Hinblick auf:
- die Biografie („was wäre ohne ADHS vielleicht anders gelaufen?“)
- die Selbstachtung („wie hat sich ADHS auf meine Selbstachtung ausgewirkt?“)
- die Beziehungen (in Familie, Partnerschaft, Beruf)

Zusätzlich soll aber auch der Aspekt angesprochen werden, welche Vorteile ein „Mensch mit ADHS“ gegenüber einem „Menschen ohne ADHS“ haben könnte.

Der Erfahrungsaustausch und die Diskussion stehen im Vordergrund.

Gegen Ende der Therapie „ziehen sich die Therapeuten wieder zunehmend zurück“. Sie haben vorwiegend die Aufgabe zu moderieren, zu balancieren, und sie überprüfen, ob individuell noch Einzelgespräche notwendig sein könnten.

5.11.2 Materialien

MXII/1

Einige Tipps für das Leben in Beziehungen mit ADHS:

- Mach dir immer wieder klar, was dir die Beziehung bedeutet – und sage es auch!
- Nimm dir Zeit für die Beziehung, vereinbare feste Termine für Gespräche über die Beziehung – und halte sie ein!
- Sprich in diesen Terminen über euren Umgang mit ADHS – über die Probleme, Wünsche und die Lösungsvorschläge!
- Schreibe die Lösungsvorschläge auf und achte auf ihre Einhaltung!
- Spart nicht mit Lob für das Erreichte!
- Nimm ADHS nicht einfach als Entschuldigung für dein Problemverhalten!
- Bewahre dir den Humor im Umgang mit ADHS!

MXII/2

Informationsblatt für Angehörige über die Aufmerksamkeitsdefizit-Hyperaktivitätsstörung

Begriffe

Der Begriff „*A*ufmerksamkeits*d*efizit-*H*yperaktivitäts*s*törung" (*ADHS*) oder „*A*ufmerksamkeits*d*efizit-*S*törung" (*ADS*, wenn keine Hyperaktivität vorhanden ist) wird im englischsprachigen Raum mit *ADHD* (*a*ttention *d*eficit *h*yperactivity *d*isorder) bzw. *ADD* (*a*ttention *d*eficit *d*isorder) abgekürzt. In medizinischer Sprechweise ist eine „Störung" ein Zustand, unter dem ein Mensch oder seine Umgebung leidet.

Im Kindes- und Jugendalter wird als Bezeichnung häufig auch *„Hyperkinetische Störung"* benutzt (hyperkinetisch meint „überbeweglich"), weil bei Kindern und Jugendlichen die körperliche Unruhe besonders auffallen kann. Die sichtbare körperliche Unruhe verliert sich oft im Erwachsenenalter, die innere Unruhe bleibt aber häufig bestehen.

Häufigkeit und klinische Symptome des ADHS

Ungefähr 5 % aller Kinder und ungefähr 2 % der Erwachsenen haben Symptome der ADHS. Jungen sind dabei häufiger vorwiegend hyperaktiv („der Zappelphilipp"), Mädchen eher vorwiegend aufmerksamkeitsgemindert („die Tagträumerin").

Die Leitsymptome sind:

1. Aufmerksamkeitsstörung

Menschen mit ADHS und ADS haben Schwierigkeiten sich zu konzentrieren, wichtige innere oder äußere Reize auszuwählen und Ablenkungen auszublenden. Sie können die Aufmerksamkeitsdauer besonders bei langweiligen Tätigkeiten nicht ausreichend lange aufrecht erhalten. Bei wenig anregender Arbeit wirken sie deshalb unorganisiert, ablenkbar und nicht ausdauernd. Sie erscheinen verträumt und vergesslich, bringen wenig zu Ende. Zuhören fällt Ihnen schwer, soziale Signale werden nicht immer wahrgenommen. Sie gelten daher als „unzuverlässig" und „selbstsüchtig". Bei entsprechender Anregung und Interesse kann die Aufmerksamkeit aber völlig unauffällig oder sogar überdurchschnittlich gut sein.

2. Hyperaktivität

Menschen mit ADHS wirken ruhelos, unruhig und zappelig. Sie sind unfähig zu entspannen und suchen ständig neue Anregungen, haben viele Projekte gleichzeitig im Kopf und verlieren dann rasch wieder das Interesse.

3. Rasche Stimmungswechsel

Menschen mit ADHS und ADS erleben schon bei kleinen Auslösern rasche und ausgeprägte Stimmungswechsel. Aber auch Depressionen und Angstzustände treten oft schon im Kindesalter auf.

4. Impulskontrollstörung

Menschen mit ADHS neigen zu einschießenden, unüberlegten Handlungen ohne Berücksichtigung von langfristigen, negativen Konsequenzen. Bei ihnen gibt es oft keine Pause zwischen Idee und Handeln.

Verlauf

ADHS ist eine dynamische Erkrankung, die Symptome können im Laufe der Zeit wechseln.

Mindestens die Hälfte der Kinder zeigen die Symptome auch noch als Jugendliche. Wie viele die Symptome im Erwachsenenalter behalten, ist noch nicht genau erforscht. Sicher ist, dass die frühere Annahme, die Störung würde sich bei Allen „auswachsen", falsch ist, und dass ungefähr 2 % der Erwachsenen Symptome der ADHS haben.

Hierbei ist zu beachten, dass mit zunehmendem Alter die klinischen Symptome, insbesondere die motorische Hyperaktivität und sichtbare Ruhelosigkeit, in den Hintergrund treten, und dafür die im nächsten Abschnitt genannten Komplikationen in den Vordergrund treten können.

Soziale und psychiatrische Komplikationen

Die klinischen Symptome können (ohne dass Intelligenzminderung vorliegt) zu Schulleistungsstörungen mit Umschulungen und Klassenwiederholungen führen. Schlechtere berufliche Perspektiven, geringeres Bildungsniveau trotz ausreichender Begabungen, häufige Arbeitsplatzwechsel und spätere Arbeitslosigkeit können die Folge sein. Das Selbstwertgefühl kann dadurch deutlich verringert sein.

Depressionen, Ängste, Zwänge, Schlaf- oder Sexualstörungen und andere psychische Erkrankungen stehen im Erwachsenalter häufig im Vordergrund und führen zum Aufsuchen von Hilfe.

Menschen mit ADHS und ADS „medizieren“ sich häufig selbst mit Alkohol oder Drogen (z. B. Nikotin, Cannabis, Kokain). Oft können sie sich nur mit diesen Substanzen konzentrieren. Missbrauch und Abhängigkeit sind daher in der Folge nicht selten.

Ursachen

Medizinisch wird ADHS als eine Stoffwechselstörung im Gehirn mit stark ausgeprägter genetischer Komponente aufgefasst. Das Gleichgewicht v. a. der Neurotransmitter (Botenstoffe) Dopamin und Noradrenalin ist in bestimmten Regionen des Gehirns verändert. Genetische Untersuchungen, bildgebende Untersuchungen und die Wirkungen entsprechender Medikamente stützen diese Sichtweise. Je nach altersabhängigem Entwicklungszustand des Gehirns zeigen sich unterschiedliche klinische Symptome.

Behandlungsmöglichkeiten

ADHS kann (wie andere Stoffwechselstörungen) nach heutigem Wissen nicht „geheilt“ werden. Es gibt aber sehr wirksame Wege, die Fähigkeiten des Einzelnen mit ADHS und den Komplikationen umzugehen, deutlich zu verbessern.

Nach bisher vorliegenden Untersuchungen ist die Behandlung am wirksamsten, die aus einer Kombination von medikamentöser und psychotherapeutischer Behandlung besteht.

Unterschiedliche Medikamente können zum Einsatz kommen. Dabei müssen je nach Einzelfall auch die zusätzlich bestehenden Erkrankungen wie Depressionen oder Ängste und die Nebenwirkungsprofile der Medikamente berücksichtigt werden, weswegen hier keine allgemein gültigen Regeln der medikamentösen Behandlung aufgestellt werden können.

Während Medikamente direkt den Stoffwechsel der Botenstoffe im Gehirn beeinflussen, kann die Psychotherapie den Umgang mit den spezifischen Symptomen erleichtern.

Psychotherapie kann einzeln oder in Gruppen stattfinden. Die Vorteile einer Psychotherapie in Gruppen liegen in der Möglichkeit, von anderen zu lernen und sich gegenseitig zu unterstützen.

Unser Angebot der Psychotherapie in Gruppen zielt auf die oben genannten klinischen Symptome. Ziel ist es, Aufmerksamkeit, Aktivitätsniveau, Impulskontrolle und Stimmungsregulation zu verbessern, um so das „innere Chaos“ schrittweise durch zielorientierte Selbstorganisation zu ersetzen.

Zum Abschluss

ADHS muss nicht nur negative Konsequenzen haben und nicht jeder Mensch mit ADHS und ADS braucht Behandlung. Menschen mit ADHS/ADS haben oft besondere Fähigkeiten, wie z. B. große Energie und Neugier, Sensibilität, gute motorische Fähigkeiten und Kreativität.

Die Übergänge von „gesund“ zu „krank“ sind fließend. Immer muss die gesamte Person und die Symptomatik im Lebenszusammenhang gesehen werden.

Weiterführende Literatur

Hallowell, E. W. & Ratey, J. (1999). *Zwanghaft zerstreut – oder die Unfähigkeit, aufmerksam zu sein.* rororo-Taschenbuch

5.12 Sitzung XIII: „Rückblick/Abschied/Ausblick“

5.12.1 Ziele

In der letzten Sitzung wird ein Rückblick auf die Behandlung geworfen. Kritik und Lob können direkt in der Gruppe und schriftlich (Fragebogen am Ende der Therapie, siehe S. 100) geäußert werden.

Ziele sind:
- Für die Therapeuten: Durch die Rückmeldungen zukünftige Behandlungen zu optimieren.
- Für die Teilnehmer:
  1. Zu überprüfen: „Welche Ziele habe ich erreicht, welche nicht?“
  2. Zu planen: „Wie kann ich die noch nicht erreichten Ziele weiter anstreben?“ (z. B. weitere Einzeltherapie, Medikamente)
  3. Zu vereinbaren: „Schließe ich mich einer ADHS-Selbsthilfegruppe an, bzw. gründen die Teilnehmer gemeinsam eine neue Selbsthilfegruppe?“

5.12.2 Materialien

MXIII/1

Sitzung XIII: Fragebogen am Ende der Therapie[1]

Name: ______________________________

(kann auch anonym im Umschlag abgegeben werden)

1. Die Therapie hat sich gezielt mit ADHS beschäftigt:

☐	☐	☐	☐	☐
stimmt nicht	stimmt eher nicht	weiß nicht	stimmt eher	stimmt genau

2. Ich weiß jetzt besser über ADHS Bescheid:

☐	☐	☐	☐	☐
stimmt nicht	stimmt eher nicht	weiß nicht	stimmt eher	stimmt genau

3. Ich kann ADHS jetzt besser kontrollieren:

☐	☐	☐	☐	☐
stimmt nicht	stimmt eher nicht	weiß nicht	stimmt eher	stimmt genau

4. Ich hatte in der Therapie die Chance, eigene Wünsche einzubringen:

☐	☐	☐	☐	☐
stimmt nicht	stimmt eher nicht	weiß nicht	stimmt eher	stimmt genau

5. Ich würde wieder an einer solchen Therapie teilnehmen:

☐	☐	☐	☐	☐
stimmt nicht	stimmt eher nicht	weiß nicht	stimmt eher	stimmt genau

6. Folgende Themen haben mir geholfen:

– Achtsamkeit	☐	– Impulskontrolle	☐
– Problemverhalten und Verhaltensanalyse	☐	– Stress	☐
– Chaos und Kontrolle	☐	– Sucht	☐
– Gefühle einschließlich Depression	☐	– Medikamente	☐

– Anderes: ______________________________

1 Zutreffendes bitte ankreuzen!

7. Wirksam in der Therapie waren:

die Informationen ☐ die Übungen ☐ die Gruppe ☐ die Therapeuten ☐

Anderes: ____________________

8. Meine Gesamtnote für die Therapie

(in Schulnoten von **1** = sehr gut bis **6** = miserabel):

1 ☐ 2 ☐ 3 ☐ 4 ☐ 5 ☐ 6 ☐

9. Meinen Gesamtzustand vor der Therapie beurteile ich als:

(Beispiel: sehr schlecht ________ sehr gut)

sehr schlecht ____________________ **sehr gut**

10. Meinen Gesamtzustand nach der Therapie beurteile ich als:

(Beispiel: sehr schlecht ________ sehr gut)

sehr schlecht ____________________ **sehr gut**

11. Was hätte die Therapie wirksamer machen können?

____

____

____

12. Was hätte ich selbst anders machen können?

____

____

____

Was möchten Sie noch mitteilen?

____

____

____

Literatur

APA (American Psychiatric Association) (2000). *Diagnostic and statistical manual of mental disorders* (4th ed., Text Revision). Washington DC: American Psychiatric Association. Deutsche Bearbeitung und Übersetzung: Saß, H., Wittchen, H.-U., Zaudig, M. & Isabel Houben (2003). *Diagnostisches und statistisches Manual psychischer Störungen – Textrevision (DSM-IV-TR).* Göttingen: Hogrefe.

Bemporad, J. R. (2001) Aspects of Psychotherapy with Adults with Attention Deficit Disorder. In: Wasserstein, J., Wolf, L. E. & LeFever, F. F. (Eds.) *Adult Attention Deficit Disorder – Brain Mechanisms and Life Outcomes* (pp. 302–309). New York: The New York Academy of Sciences.

Berner, M. M., Rüther, A., Stieglitz, R.-D. & Berger, M. (2000). Das Konzept der „Evidence-based Medicine" in der Psychiatrie – ein Weg zu einer rationaleren Psychiatrie? *Nervenarzt, 71,* 173–180.

Biederman, J., Newcorn, J. & Sprich, S. (1991). Comorbidity of attention deficit hyperactivity disorder with conduct, depressive, anxiety, and other disorders. *American Journal of Psychiatry, 148,* 564–577.

Biederman, J., Mick, E. & Faraone, S. V. (2000). Age-dependant decline of symptoms of attention deficit disorder: impact of remission definition and symptom type. *American Journal of Psychiatry, 157,* 816–818.

Bohus, M. & Berger, M. (1996). Die Dialektisch Behaviorale Psychotherapie nach M. Linehan – Ein neues Konzept in der Behandlung der Borderline-Persönlichkeitsstörung. *Nervenarzt, 67,* 911–923.

Bohus, M. (2002). *Borderlinestörung* (Fortschritte der Psychotherapie, Band 14). Göttingen: Hogrefe.

Bradley, C. (1937). The behavior of children receiving Benzedrine. *Am J Psychiatry 94;* 577–585.

Brown, T. E. (Ed.) (2000). *Attention-Deficit Disorders and Comorbidities in Children, Adolescents, and Adults.* Washington DC: American Psychiatric Press.

Caspar, F. & Grawe, K. (1996) Was spricht für, was gegen individuelle Fallkonzeptionen. In: Caspar, F. (Hrsg.) *Psychotherapeutische Problemanalyse* (S. 65–86) Tübingen: DGVT-Verlag.

v. Ceumern-Lindenstjerna, I.-A., Brunner, R., Parzer, P., Fiedler, P. & Resch, F. (2002). Borderline Personality Disorder and Attentional Biases. Theoretical Models and Empirical Findings. *Fortschritte der Neurologie und Psychiatrie, 70,* 321–330.

Dougherty, D. D., Bonab, A. A., Spencer, T. J, Rauch, S. L., Madras, B. K. & Fischman, A. J. (1999). Dopamine transporter density in patients with attention deficit hyperactivity disorder. *Lancet, 354 (9196),* 2132–2133.

Ebert, D. & Hesslinger, B. (2000). Forensische Beurteilung der ADS/ADHS des Erwachsenenalters. *psycho, 26,* 225–228.

Ebert, D. (2001). *Psychiatrie systematisch* (4. Auflage). Bremen: Uni Med.

Ebert, D., Berger, M. & Hesslinger, B. (2002). ADHS als Risikofaktor für Dissozialität und Persönlichkeitsstörungen. *MMW Fortschritte der Medizin, 47,* 1005–1007.

Ebert, D., Krause, J. & Roth-Sackenheim, C. (2003). ADHS im Erwachsenenalter – Leitlinien auf der Basis eines Expertenkonsensus mit Unterstützung der DGPPN. *Nervenarzt, 74,* 939–946.

Faraone, S. V., Biederman, J., Spencer, T., Seidman, L. J., Mick, E. & Doyle, A. E. (2000). Attention-deficit/hyperactivity disorder in adults: an overview. *Biologcal Psychiatry, 48,* 9–20.

Fiedler, P. (1996). *Verhaltenstherapie in und mit Gruppen.* Weinheim: Psychologie Verlags Union.

Fiedler, P. (1997). Therapieplanung in der modernen Verhaltenstherapie: Von der allgemeinen zur phänomen- und störungsspezifischen Behandlung. In: Reinecker, H. & Fiedler, P. (Hrsg.): *Therapieplanung in der modernen Verhaltenstherapie: Eine Kontroverse* (S. 1–27). Lengerich: Pabst.

Fiedler, P. (2000). *Integrative Psychotherapie bei Persönlichkeitsstörungen.* Göttingen: Hogrefe.

Fossati, A., Novella, L., Donati, D., Donini, M. & Maffei, C. (2002). History of Childhood Attention Deficit/Hyperactivity Disorder Symptoms and Borderline Personality Disorder: A Controlled Study. *Comprehensive Psychiatry, 43,* 369–377.

Fritze, J. & Schmauß, M. (2002). Off-Label-Use: Der Fall Methylphenidat (Ritalin®). *Nervenarzt, 73,* 1210–1212.

Giedd, J. N., Blumenthal, J., Molloy, E. & Castellanos, F. X. (2001) Brain Imaging of Attention Deficit/Hyperactivity Disorder. *Annals of the New York Academy of Sciences, 931,* 33–49.

Grawe, K. (1998). *Psychologische Therapie.* Göttingen: Hogrefe.

Hallowell, E. W. & Ratey, J. (1999). Zwanghaft zerstreut – oder die Unfähigkeit aufmerksam zu sein. Reinbek bei Hamburg: Rowohlt.

Hartmann, T. (1997). *ADD – Eine andere Art, die Welt zu sehen.* Lübeck: Schmidt-Römhild.

Hesslinger, B., Thiel, T., Tebartz van Elst, L., Henning, J. & Ebert, D. (2001). Attention deficit disorder in adults with or without hyperactivity: where is the difference? A study in humans using short echo ^{1}H-magnetic resonance spectroscopy. *Neuroscience Letters, 304,* 117–119.

Hesslinger, B., Tebartz van Elst, L., Thiel, T., Haegele, K., Hennig, J. & Ebert, D. (2002a). Frontoorbital volume reductions in adult patients with attention deficit hyperactivity disorder. *Neuroscience Letters, 328,* 319–321.

Hesslinger, B., Tebartz van Elst, L., Nyberg, E., Dykierek, P., Richter, H., Berner, M. & Ebert, D. (2002b). Psychotherapy of attention deficit hyperactivity disorder in adults – A pilot study using a structured skills training program. *European Archives of Psychiatry and Clinical Neuroscience, 252,* 177–184.

Hesslinger, B., Tebartz van Elst, L., Mochan, F. & Ebert, D. (2003a). A Psychopathological Study into the Relationship between ADHD in Adult Patients and Recurrent Brief Depression. *Acta Psychiatrica Scandinavica, 107,* 385–389.

Hesslinger, B., Mochan, F., Tebartz van Elst, L. & Ebert, D. (2003b). Attention deficit hyperactivity disorder in adults – early versus late onset in a retrospective study. *Psychiatry Research, 119,* 217–223.

Hesslinger, B., Philipsen, A., Richter, H. & Ebert, D. (2003c). Zur Psychotherapie der Aufmerksamkeitsdefizit-Hyperaktivitätsstörung (ADHS) bei Erwachsenen. *Verhaltenstherapie, 13,* 276–282.

Heubrock, D. & Petermann, F. (2001). *Aufmerksamkeitsdiagnostik.* Göttingen: Hogrefe.

Hill, D., (1947). Amphetamine in psychopathic states. *Br J Addiction 44;* 50–54.

Jensen, P. S., Shervette, R. E., Xenakis, S. N. & Richters, J. (1993). Anxiety and depressive disorders in attention deficit disorder with hyperactivity: new findings. *American Journal of Psychiatry, 150,* 1203–1209.

Krause, J., Krause, K. H. & Trott, G. E. (1998). Das hyperkinetische Syndrom (Aufmerksamkeitsdefizit-Hyperaktivitäts-störung) des Erwachsenenalters. *Nervenarzt, 69,* 543–556.

Krause, J. & Ryffel-Rawak, D. (2000). Therapie der Aufmerksamkeitsdefizit-/Hyperaktivitätsstörung im Erwachsenenalter. *psycho, 26,* 209–223.

Krause, J. & Krause, K. H. (2002). *ADHS im Erwachsenenalter.* Stuttgart: Schattauer.

Linehan, M. (1993). *Cognitive- behavioral treatment of borderline personality disorder.* New York: The Guilford Press.

Linehan, M. (1996). *Trainingsmanual zur Dialektisch Behavioralen Therapie der Borderline-Persönlichkeitsstörung.* München: CIP-Medien.

Overmeyer, S. & Ebert, D. (1999). Die hyperkinetische Störung im Jugend- und Erwachsenenalter. *Deutsches Ärzteblatt, 96, 19,* B991–B994.

Retz-Junginger, P., Retz, W., Blocher, D., Weijers, H.-G., Trott, G.-E., Wender, P. H. & Rösler, M. (2002). Wender Utah Rating Scale (WURS-k) Die deutsche Kurzform zur retrospektiven Erfassung des hyperkinetischen Syndroms bei Erwachsenen. *Nervenarzt, 73,* 830–838.

Steinhausen, H. C. (2003). Attention-deficit hyperactivity disorder in a life perspective. *Acta Psychiatrica Scandinavica, 107,* 321–322.

Stevenson, C. S., Whitmont, S., Bornholt, L., Livesy, D. & Stevenson, R. J. (2002). A cognitive remediation programme for adults with Attention Deficit Hyperactivity Disorder. *Australian and New Zealand Journal of Psychiatry, 36,* 610–616.

Stiglmayr, C. E., Shapiro, D. A., Stieglitz, R. D., Limberger, M. F. & Bohus, M. (2001). Experience of aversive tension and dissociation in female patients with borderline personality disorder – a controlled study. *Journal of Psychiatric Research, 35,* 111–118.

Trott, G.-E. (2001). Missbrauch von Methylphenidat? *psycho, 27,* 596–597.

Ward, M. F., Wender, P. H. & Reimherr, F. W. (1993). The Wender Utah Rating Scale: an aid in the retrospective diagnosis of childhood attention deficit hyperactivity disorder. *American Journal of Psychiatry, 150,* 885–890.

Weiss, L. (1994). *The attention deficit disorder in adults workbook.* Dallas, Texas: Taylor Publishing Company.

Wender, P. H. (1995). *Attention-deficit hyperactivity disorder in adults.* New York: Oxford University Press.

Wender, P. H. (2000). Die Aufmerksamkeitsdefizit-/Aktivitätsstörung im Erwachsenenalter. *psycho, 26,* 190–198.

Wilens, T. E., Biederman, J. & Spencer, T. J. (2002a). Attention Deficit/Hyperactivity Disorder Across the Lifespan. *Annual Review of Medicine, 53,* 113–131.

Wilens, T. E., Spencer, T. J. & Biederman, J. (2002b). A review of the pharmacotherapy of adults with attention-deficit/hyperactivity disorder. *Journal of Attenion Disorders, 5,* 189–202.

World Health Organization (1992). *The ICD-10 Classification of Mental and Behavioral Disorders.* Genf: WHO.

Ein- und weiterführende Literatur zum Thema Achtsamkeit:

Thich Nhat Hanh: Das Wunder der Achtsamkeit, Theseus (2002)

Thich Nhat Hanh: Schritte der Achtsamkeit, Herder (2002)

Jon Kabat-Zinn: Gesund durch Meditation, O. W. Barth bei Scherz (1994)

Jon Kabat-Zinn: Stressbewältigung durch die Praxis der Achtsamkeit, (Buch + Übungs-CD) Arbor-Verlag (1999)

Matthew McKay, Patrick Fanning: Seifenblasen im Spülwasser, J. Kamphausen Verlag (1999)

Anhang – Diagnostische Kriterien der ADHS

A) Diagnostische Leitlinien der Hyperkinetischen Störungen nach ICD-10

Die Kardinalsymptome sind beeinträchtigte Aufmerksamkeit und Überaktivität. Für die Diagnose sind beide notwendig und beides sollte in mehr als einer Situation (z. B. zu Hause, im Klassenraum, in der Klinik) vorkommen.

Die beeinträchtigte Aufmerksamkeit zeigt sich darin, dass Aufgaben vorzeitig abgebrochen und Tätigkeiten nicht beendet werden. Die Kinder wechseln häufig von einer Aktivität zur anderen, wobei sie anscheinend das Interesse an einer Aufgabe verlieren, weil sie zu einer anderen hin abgelenkt werden (wenn auch Laboruntersuchungen nicht regelmäßig ein ungewöhnliches Ausmaß an sensorischer oder perzeptiver Ablenkbarkeit zeigen). Diese Defizite in Aufmerksamkeit und Ausdauer sollten nur dann diagnostiziert werden, wenn sie im Verhältnis zum Alter und Intelligenzniveau des Kindes sehr stark ausgeprägt sind.

Überaktivität bedeutet exzessive Ruhelosigkeit, besonders in Situationen, die relative Ruhe verlangen. Situationsabhängig kann sie sich im Herumlaufen oder Herumspringen äußern, im Aufstehen, wenn dazu aufgefordert wurde, sitzen zu bleiben, in ausgeprägter Redseligkeit und Lärmen oder im Wackeln und Zappeln. Beurteilungsmaßstab sollte sein, dass die Aktivität im Verhältnis zu dem, was in der gleichen Situation von gleichaltrigen Kindern mit gleicher Intelligenz zu erwarten wäre, extrem ausgeprägt ist. Dieses Verhaltensmerkmal zeigt sich am deutlichsten in strukturierten und organisierten Situationen, die ein hohes Maß an eigener Verhaltenskontrolle fordern.

Die folgenden Begleitmerkmale sind für die Diagnose nicht notwendig, stützen sie jedoch: Distanzlosigkeit in sozialen Beziehungen, Unbekümmertheit in gefährlichen Situationen und impulsive Missachtung sozialer Regeln (sie äußern sich in Einmischung in oder Unterbrechung von Aktivitäten anderer oder vorschnellem Beantworten noch nicht vollständig gestellter Fragen oder in der Schwierigkeit zu warten, bis man an der Reihe ist).

Lernstörungen und motorische Ungeschicklichkeit treten mit großer Häufigkeit auf und sollten, wenn vorhanden, getrennt verschlüsselt werden. Bestandteil der eigentlichen Diagnose der hyperkinetischen Störung sollten sie jedoch nicht sein.

Symptome einer Störung des Sozialverhaltens sind weder Ein- noch Ausschlusskriterien für die Hauptdiagnose. Diese Störung bildet jedoch die Basis für die Hauptunterteilung der hyperkinetischen Störung.

Die charakteristischen Verhaltensprobleme sollen früh (vor dem 6. Lebensjahr) begonnen haben und von längerer Dauer sein. Wegen der breiten Variation der Norm ist Hyperaktivität vor dem Schulalter schwierig zu erkennen. Bei Vorschulkindern soll nur ein extremes Ausmaß zu dieser Diagnose führen.

Auch im Erwachsenenalter kann die Diagnose eines hyperkinetischen Syndroms gestellt werden. Die Kriterien sind dieselben, jedoch müssen Aufmerksamkeit und Aktivität anhand entwicklungsmäßig angemessener Normen beurteilt werden. Wenn eine hyperkinetische Störung in der Kindheit bestand, aber nicht mehr nachweisbar ist, ihr jedoch eine andere Störung, wie etwa eine dissoziale Persönlichkeitsstörung oder ein Substanzmissbrauch folgte, dann ist die augenblickliche Störung und nicht die anamnestisch bekannte zu verschlüsseln.

B) Diagnostische Kriterien der ADHS nach DSM-IV-TR

A. Entweder Punkt (1) oder Punkt (2) müssen zutreffen.

(1)

sechs (oder mehr) der folgenden Symptome von *Unaufmerksamkeit* sind während der letzten sechs Monate beständig in einem mit dem Entwicklungsstand des Kindes nicht zu vereinbarenden und unangemessenen Ausmaß vorhanden gewesen:

Unaufmerksamkeit

a) beachtet häufig Einzelheiten nicht oder macht Flüchtigkeitsfehler bei den Schul-

arbeiten, bei der Arbeit oder bei anderen Tätigkeiten,
b) hat oft Schwierigkeiten, längere Zeit die Aufmerksamkeit bei Aufgaben oder beim Spielen aufrechtzuerhalten,
c) scheint häufig nicht zuzuhören, wenn andere ihn/sie ansprechen,
d) führt häufig Anweisungen anderer nicht vollständig durch und kann Schularbeiten, andere Arbeiten oder Pflichten am Arbeitsplatz nicht zu Ende bringen (nicht auf Grund oppositionellen Verhaltens oder Verständnisschwierigkeiten),
e) hat häufig Schwierigkeiten, Aufgaben und Aktivitäten zu organisieren,
f) vermeidet häufig, hat eine Abneigung gegen oder beschäftigt sich häufig nur widerwillig mit Aufgaben, die längerandauernde geistige Anstrengungen erfordern (wie Mitarbeit im Unterricht oder Hausaufgaben),
g) verliert häufig Gegenstände, die er/sie für Aufgaben oder Aktivitäten benötigt (z. B. Spielsachen, Hausaufgabenhefte, Stifte, Bücher oder Werkzeug),
h) lässt sich öfter durch äußere Reize leicht ablenken,
i) ist bei Alltagstätigkeiten häufig vergesslich;

(2)
sechs (oder mehr) der folgenden Symptome der *Hyperaktivität und Impulsivität* sind während der letzten sechs Monate beständig in einem mit dem Entwicklungsstand des Kindes nicht zu vereinbarenden und unangemessenen Ausmaß vorhanden gewesen:

Hyperaktivität
a) zappelt häufig mit Händen oder Füßen oder rutscht auf dem Stuhl herum,
b) steht in der Klasse oder in anderen Situationen, in denen Sitzen bleiben erwartet wird, häufig auf,
c) läuft häufig herum oder klettert exzessiv in Situationen, in denen dies unpassend ist (bei Jugendlichen oder Erwachsenen kann dies auf ein subjektives Unruhegefühl beschränkt bleiben),
d) hat häufig Schwierigkeiten, ruhig zu spielen oder sich mit Freizeitaktivitäten ruhig zu beschäftigen,
e) ist häufig „auf Achse" oder handelt oftmals, als wäre er/sie „getrieben",
f) redet häufig übermäßig viel;

Impulsivität
g) platzt häufig mit den Antworten heraus, bevor die Frage zu Ende gestellt ist,
h) kann nur schwer warten, bis er/sie an der Reihe ist,
i) unterbricht und stört andere häufig (platzt z. B. in Gespräche oder in Spiele anderer hinein).

B. Einige Symptome der Hyperaktivität-Impulsivität oder Unaufmerksamkeit, die Beeinträchtigungen verursachen, treten bereits vor dem Alter von sieben Jahren auf.

C. Beeinträchtigungen durch diese Symptome zeigen sich in zwei oder mehr Bereichen (z. B. in der Schule bzw. am Arbeitsplatz und zu Hause).

D. Es müssen deutliche Hinweise auf klinisch bedeutsame Beeinträchtigungen der sozialen, schulischen oder beruflichen Funktionsfähigkeit vorhanden sein.

E. Die Symptome treten nicht ausschließlich im Verlauf einer tiefgreifenden Entwicklungsstörung, Schizophrenie oder einer anderen psychotischen Störung auf und können auch nicht durch eine andere psychische Störung besser erklärt werden (z. B. affektive Störung, Angststörung, dissoziative Störung oder eine Persönlichkeitsstörung).

Kodiere je nach Subtypus:

314.01 (F90.0) Aufmerksamkeitsdefizit-/Hyperaktivitätsstörung, Mischtypus: liegt vor, wenn die Kriterien A1 und A2 während der letzten sechs Monate erfüllt waren.

314.00 (F98.8) Aufmerksamkeitsdefizit-/Hyperaktivitätsstörung, Vorwiegend Unaufmerksamer Typus: liegt vor, wenn Kriterium A1, nicht aber Kriterium A2 während der letzten sechs Monate erfüllt war.

314.01 (F90.1) Aufmerksamkeitsdefizit-/Hyperaktivitätsstörung, Vorwiegend Hyperaktiv-Impulsiver Typus: liegt vor, wenn Kriterium A2, nicht aber Kriterium A1 während der letzten sechs Monate erfüllt war.

Kodierhinweise: Bei Personen (besonders Jugendlichen und Erwachsenen), die zum gegenwärtigen Zeitpunkt Symptome zeigen, aber nicht mehr alle Kriterien erfüllen, wird *teilremittiert* spezifiziert.

C) Die Wender-Utah-Kriterien der ADHS im Erwachsenenalter

Verlangt für eine sichere Diagnose im Erwachsenenalter werden Aufmerksamkeitsschwäche und Hyperaktivität neben zwei der unter den Punkten 3–7 aufgeführten Charakteristika.

1. Aufmerksamkeitsstörung:

Gekennzeichnet durch das Unvermögen, Gesprächen aufmerksam zu folgen, erhöhte Ablenkbarkeit (andere Stimuli können nicht herausgefiltert werden), Schwierigkeiten, sich auf schriftliche Dinge oder Aufgaben zu konzentrieren, Vergesslichkeit, häufiges Verlieren oder Verlegen von Gegenständen wie Autoschlüssel, Geldbeutel oder der Brieftasche.

2. Motorische Hyperaktivität:

Charakterisiert durch das Gefühl innerer Unruhe, Unfähigkeit, sich zu entspannen, „Nervosität" (i. S. eines Unvermögens, sich entspannen zu können – nicht antizipatorische Ängstlichkeit), Unfähigkeit, sitzende Tätigkeiten durchzuhalten, z. B. am Tisch still sitzen, Spielfilme im Fernsehen ansehen, Zeitung lesen, stets „auf dem Sprung" sein, dysphorische Stimmungslagen bei Inaktivität.

3. Affektlabilität:

Diese charakteristische Stimmungsstörung wird nicht im DSM-IV beschrieben. Sie bestand gewöhnlicherweise schon vor der Adoleszenz, gelegentlich schon so lange, wie sich der Patient erinnern kann. Gekennzeichnet ist sie durch Wechsel zwischen normaler und niedergeschlagener Stimmung sowie leichtgradiger Erregung. Die niedergeschlagene Stimmungslage wird vom Patienten häufig als Unzufriedenheit oder Langeweile beschrieben. Die Stimmungswechsel dauern Stunden bis maximal einige Tage (hat das Verhalten bereits zu ernsthaften oder anhaltenden Schwierigkeiten geführt, können sie sich ausdehnen). Im Gegensatz zur „major depression" (endogene Depression) finden sich kein ausgeprägter Interessenverlust oder somatische Begleiterscheinungen. Die Stimmungswechsel sind stets reaktiver Art, deren auslösende Ereignisse zurückverfolgt werden können. Gelegentlich treten sie aber auch spontan auf.

4. Desorganisiertes Verhalten:

Aktivitäten werden unzureichend geplant und organisiert. Gewöhnlich schildern die Patienten diese Desorganisation in Zusammenhang mit der Arbeit, der Haushaltsführung oder mit schulischen Aufgaben. Aufgaben werden häufig nicht zu Ende gebracht, die Patienten wechseln planlos von einer Aufgabe zur nächsten und lassen ein gewisses „Haften bleiben" vermissen. Unsystematische Problemlösestrategien liegen vor, daneben finden sich Schwierigkeiten in der zeitlichen Organisation und Unfähigkeit, Zeitpläne oder Termine einzuhalten.

5. Affektkontrolle:

Der Patient (und sein Partner) berichten von andauernder Reizbarkeit, auch aus geringem Anlass, verminderter Frustrationstoleranz und Wutausbrüchen. Gewöhnlich sind die Wutanfälle nur von kurzer Dauer. Eine typische Situation ist die erhöhte Reizbarkeit im Straßenverkehr im Umgang mit anderen Verkehrsteilnehmern. Die mangelhafte Affektkontrolle wirkt sich nachteilig auf Beziehungen zu Mitmenschen aus.

6. Impulsivität:

Einfache Formen hiervon sind Dazwischenreden, Unterbrechen anderer im Gespräch, Ungeduld, impulsiv ablaufende Einkäufe, und das Unvermögen, Handlungen im Verlauf zu protrahieren, ohne dabei Unwohlsein zu empfinden.

7. Emotionale Überreagibilität:

Der Patient ist nicht in der Lage, adäquat mit alltäglichen Stressoren umzugehen, sondern reagiert überschießend oder ängstlich. Die Patienten beschreiben sich selbst häufig als schnell „belästigt" oder gestresst.

Fortschritte der Neuropsychologie

herausgegeben von Prof. Dr. Herta Flor, Prof. Dr. Siegfried Gauggel, Prof. Dr. Stefan Lautenbacher, Dr. Hendrik Niemann und Dr. Angelika Thöne-Otto

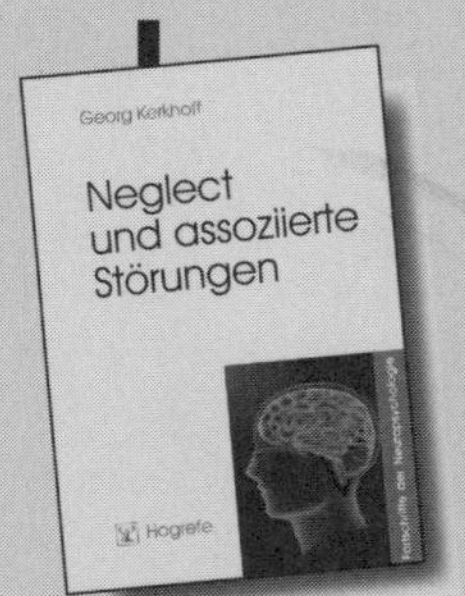

Georg Kerkhoff

Neglect und assoziierte Störungen

2004, VII/108 Seiten, € 19,95 / sFr. 33,90
(Im Reihenabonnement € 15,95 / sFr. 27,80)
ISBN 3-8017-1663-5

In diesem Band finden Therapeuten erstmals sämtliche Informationen für die gezielte Behandlung von Patienten mit einem Neglect.

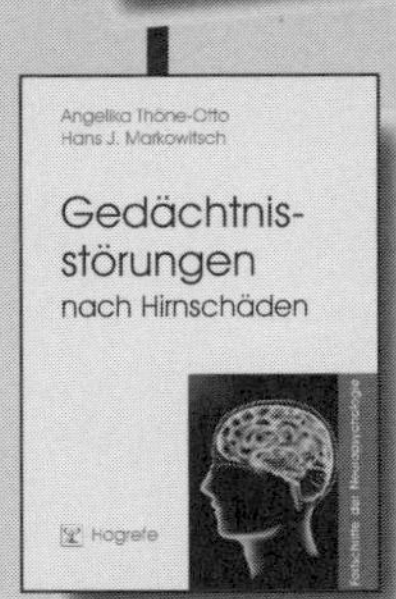

Angelika Thöne-Otto / Hans J. Markowitsch

Gedächtnisstörungen nach Hirnschäden

2004, 92 Seiten, € 19,95 / sFr. 34,90
(Im Reihenabonnement € 15,95 / sFr. 28,50)
ISBN 3-8017-1665-1

Der Band bietet eine Einführung in die verschiedenen Arten von Gedächtnisstörungen. Er stellt diagnostische Verfahren und die therapeutischen Maßnahmen detailliert und an zahlreichen Fallbeispielen illustriert vor.

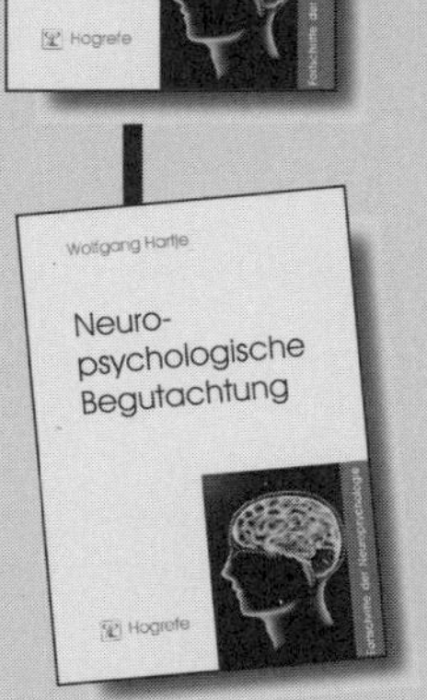

Wolfgang Hartje

Neuropsychologische Begutachtung

2004, VI/102 Seiten, € 19,95 / sFr. 34,90
(Im Reihenabonnement € 15,95 / sFr. 28,50)
ISBN 3-8017-1667-8

Der Band vermittelt die allgemeinen rechtlichen Rahmenbedingungen und Grundsätze der Begutachtungstätigkeit, erläutert die Besonderheiten der neuropsychologischen Begutachtung und gibt Hinweise für die Lösung der damit verbundenen Probleme.

Weitere Bände der Reihe

Beblo/Lautenbacher **Depression** ISBN 3-8017-1662-7 • Guthke/Ferstl **Kommunikationsstörungen** ISBN 3-8017-1675-9 • Jahn **Persönlichkeitsstörungen** ISBN 3-8017-1691-0 • Jahn/Theml **Demenzen** ISBN 3-8017-1692-9 • Kathmann **Zwangsstörungen** ISBN 3-8017-1733-X • Matthes-von Cramon **Exekutive Störungen** ISBN 3-8017-1761-5 • Niedeggen/Jörgens **Visuelle Wahrnehmungsstörungen** ISBN 3-8017-1736-4 • Sturm **Aufmerksamkeitsstörungen** ISBN 3-8017-1749-6

Besuchen Sie uns im Internet:
http://www.hogrefe.de

Hogrefe

Hogrefe-Verlag
Rohnsweg 25 • 37085 Göttingen
Tel.: 05 51 - 4 96 09-0 • Fax: -88